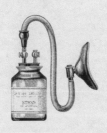

以前，手术是一种酷刑；现在，科学战胜了疼痛。

——威廉·T. G. 莫顿（William T. G. Morton）

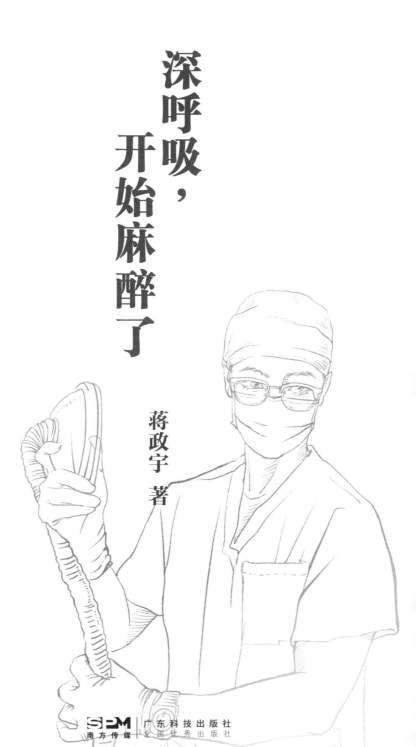

深呼吸，开始麻醉了

蒋政宇 著

SPM
南方传媒

广东科技出版社
全国优秀出版社

· 广州 ·

图书在版编目（CIP）数据

深呼吸，开始麻醉了 / 蒋政宇著. —广州：广东科技
出版社，2024.3
ISBN 978-7-5359-8186-8

Ⅰ. ①深… Ⅱ. ①蒋… Ⅲ. ①麻醉—普及读物
Ⅳ. ①R614-49

中国国家版本馆CIP数据核字（2023）第205347号

深呼吸，开始麻醉了
Shen Huxi, Kaishi Mazui Le

出 版 人：严奉强
项目统筹：颜展敏
策划编辑：涂子滢
责任编辑：涂子滢　高　玲　杜怡枫
封面设计：谭艾铭
装帧设计：友间文化
责任校对：李云柯　廖婷婷
责任印制：彭海波
出版发行：广东科技出版社
　　　　　（广州市环市东路水荫路11号　邮政编码：510075）
销售热线：020-37607413
https://www.gdstp.com.cn
E-mail：gdkjbw@nfcb.com.cn
经　　销：广东新华发行集团股份有限公司
印　　刷：广州一龙印刷有限公司
　　　　　（广州市增城区荔新九路43号）
规　　格：889 mm×1 194 mm　1/32　印张9.5　字数228千
版　　次：2024年3月第1版
　　　　　2024年3月第1次印刷
定　　价：59.80元

如发现因印装质量问题影响阅读，请与广东科技出版社印制室联系调换
（电话：020-37607272）。

推荐序

麻醉的英文"Anesthesia"源于希腊语"an"和"aesthesis"，"an"的意思是"没有"，"aesthesis"的意思是"知觉"，麻醉最初的含义就是指用药物或其他方法让患者整体或局部暂时失去知觉，以达到"无痛"的目的。但随着科学技术的进步，现代麻醉学已经不仅仅关注"麻醉与镇痛"，更注重手术患者的风险管理和优化治疗，还承担了复苏急救、重症救治、无痛诊疗等临床工作。

从广义上说，麻醉真正维护了人类在疼痛面前的尊严。

我国目前有麻醉医生约10万名，每年完成麻醉手术7 000余万例，麻醉学科已经成为临床医学的"枢纽学科"，也是"舒适化医疗"的主导学科。近年来，随着无痛诊疗、无痛分娩、疼痛诊疗等服务的普及，麻醉不再是手术患者独有的经历，越来越多人在体检、随访等过程中都会接触麻醉。与此相对的，却是公众对麻醉科医师的工作内容了解匮乏，甚至很多人仍旧停留在"麻醉医生就是打一针"的观念中。因此，通过科普让更多人了解麻醉学科的相关知识、提升医学素养，是更好开展麻醉工作的必要条件。

蒋政宇医师所写的《深呼吸，开始麻醉了》是一本难得的麻醉纪实科普书。书中用生动的语言描绘了一个个身临其境的麻醉场景：大出血患者的术中抢救、无痛分娩的麻醉穿刺、晚期癌痛患者的疼痛诊疗……相比于晦涩的理论，这些"有情景"的科普不仅能让读者更好地了解麻醉有哪些风险、麻醉科医师如何守护患者的安全，更能让读者看到麻醉在临床医疗中的作用和意义，揭开麻醉的"神秘面纱"。

　　希望阅读本书的读者，能够感受到麻醉科医师工作中的"惊心动魄"，了解麻醉的相关知识和技术，也看到真实的临床场景中医务工作者们的努力和付出。

主任医师、教授

上海交通大学医学院附属仁济医院麻醉科主任

中华医学会麻醉学分会第十四届委员会主任委员

主审序

　　"外科医师治病，麻醉科医师保命"是公众对麻醉科医师的普遍认知，也诠释了麻醉在手术患者安全中的价值和地位。自1846年世界第一例公开实施的乙醚麻醉手术至今，让患者在安全、无痛的状态下顺利度过外科手术，一直是麻醉学科的工作核心。近年来，随着麻醉从业人员素质的提高，以及麻醉药物与技术和监护治疗技术的进步，麻醉相关死亡率已降至约十万分之一，患者的术中安全得到了极大保障，麻醉科医师的工作重点也从降低麻醉死亡率进一步拓展到改善患者预后，即通过麻醉相关手段加快患者术后康复，让患者术后也能在认知、生理和心理上得到全面康复。

　　但麻醉的要义却远不止于此。

　　随着舒适化医疗的推进和普及，麻醉科的工作内容也不断拓展。如今，麻醉科医师不仅要在手术室中守护手术患者的平稳、安全，也要在无痛诊疗、疼痛门诊等手术室外场景完成舒适化医疗的工作。正是通过麻醉药物、疼痛阻滞技术等手段，"无痛病房""无痛医院"才成为可能。麻醉科医师的工作还深入到临床诊疗的诸多方面，包括重症监护治疗等。

但麻醉科医师并不是一个自带光环的群体，麻醉科医师的工作内容也并非大众所熟知。如何让大众更加了解麻醉，破除麻醉的神秘感甚至对麻醉的恐惧感，是提升健康素养、促进舒适化医疗的重要方面。

《深呼吸，开始麻醉了》这本书，是少有的从真实案例出发、以麻醉科医师角度诠释麻醉学科方方面面的纪实科普书籍。蒋政宇医师从自己的日常工作出发，以人生不同年龄阶段所经历的麻醉诊疗内容作为主线，让读者感受少有的"麻醉全景"，身临其境般地看到在一台手术或一个麻醉操作中，作者内心的想法、突发的变化和医务人员的反应。其中既包含了作者在患者麻醉期间为了守护患者安全而做的权衡和考虑，也涵盖了无痛分娩、无痛内镜和癌痛诊疗等场景的实践记录。了解这些内容，不仅可以看到麻醉科医师临床工作的一些真实场景，也能更好理解在临床诊疗过程中，医师们提到的"风险""担忧"具体指什么。

祝愿每位读者在阅读本书之后，都能增加对麻醉的了解，在今后可能的诊疗中，了解麻醉，选择麻醉，相信麻醉！

主任医师、教授

海军军医大学第一附属医院麻醉学部名誉主任

自序

高考填志愿时，我在志愿填报手册的某个位置看到"麻醉学"三个字，我想去的大学这个专业在我们省只招一个人，看起来很"稀缺"。用爸妈的话说，麻醉医生是个好工作。首先是工作轻松——麻醉医生只要"打一针"就好，不用管床也不查房；其次地位也高——患者和家属都想手术少"受罪"，麻醉医生是手术体验的关键人物；最后医患纠纷少——成天在手术室工作，基本不和患者打交道，少了很多"麻烦"。

就这样，我学了麻醉。

入学之后的我却傻了眼。麻醉学专业的学生要完成所有临床医学的课程，然后在这个基础上再学麻醉专业课程，学生时代就比别人累；工作以后全程跟进手术，"铁打的麻醉，流水的外科"，起早贪黑在手术室，实在谈不上轻松；患者手术成功，家属往往只记得外科医生的高明医术，却很少看到无影灯下同样在默默工作的我们，地位有点"虚高"；至于医患纠纷，真要是医生的责任，在哪工作都得照样承担，和打不打交道没关系。

大家对麻醉医生的"传统认知"和我们"实际工作"的差别，让我看到了"科普破界"的必要性——我不仅想好好介绍这个有点陌生和神秘的学科，更想让大家看到生病就诊甚至手术的背后，许多"惊心动魄"的画面。

但麻醉医生要科普什么呢？

心内科医生可以科普冠心病、高血压的知识，告诉大家用药、保健的要点；骨科医生可以科普运动伤的内容，教授一些方便实用的复健动作。但麻醉医生的知识，离大家的生活却有些"遥远"：麻醉药物基本都是管制药品，常人无法接触；麻醉技术服务于专门的手术或检查，于普通人无用；更别说抽象的围术期管理、器官保护理念也和日常生活相距甚远。

但麻醉医生真的离大家这么远吗？

实习时参与的急诊剖宫产术，师父带着我抢救刚娩出的没有呼吸的婴儿；轮转儿科麻醉时和同事交流术前镇静，讨论怎么"哄骗"小孩子安静平和地进入麻醉状态；再到学习各种无痛检查的麻醉、术中大出血的抢救、肿瘤患者的癌痛管理，直至器官捐献者的器官获取手术……在很多医疗大场面中，其实都有麻醉医生的身影。所以，当我决心写一本书来科普麻醉的时候，我的第一反应是将这些画面一一展现在大家面前。没有晦涩难懂的专业术语，没有教科书里抽象的原则理念，就用一个个真实的故事告诉大家：麻醉医生在做些什么？在一场"舒适安眠"的背后，我们都做了哪些努力？

但我应该怎么组织起这些零散的画面？

在讨论这本书的主线时，编辑问我："麻醉医生和别的医生最大的不同是什么？"我说："我们最核心的工作是守护患者的安全。"编辑仍然不太满意："我觉得所有医生都有这个作用，但麻醉医生最大的不同是什么？"我突然被问得茫然。苦恼之际，我看到办公桌上密密麻麻的手术安排：不同年龄的患者、不同科室的手术。我这才恍然大悟：相比于内科、外科医生专长于某种疾病或是儿科、妇产科医生专长于某类人群，麻醉医生的工作几乎贯穿了婴儿至暮年的所有阶段，也囊括了妇儿或危重患者等不同人群。

从这个角度来说，麻醉医生守护了生命的每个时刻。

这本书中的13个故事，以人生的年龄阶段为主线，是我工作以来一些真实案例的记录，也是我这几年作为麻醉医生的成长体会。从见证新生儿的第一声啼哭，到听完生命的最后一声心跳，在生命的每一个脆弱的时刻，都有麻醉医生在侧，守着呼吸、守着心跳，直至苏醒。

因而，希望读完这本书的你也能明白，即使哪天不幸在看病治疗时要"沉沉睡去"一会儿，也会有一个戴着"花帽子"的人守在你的身旁。

这是麻醉医生给你的承诺。

蒋政宇

2023年12月于上海

目录
CONTENTS

CONTENTS ⎯〜〰⎯⎯⎯⎯⎯⎯

1.

始于子宫里的抢救

双胞胎的剖宫产术中，刚麻醉完的孕妇血压急剧下降，刚娩出的婴儿没了呼吸。最艰难的时候，师父却说："做麻醉医生，你就要习惯这种压力。"

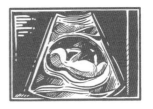

"今天谁上急诊班？10分钟以后接一台急诊剖宫产术，双胎，胎儿窘迫。"坐在办公室的我还没看清楚是谁通知的，门口的人影就消失了。

我是今天上急诊班的，这也是我上的第一个急诊班。

刚刚完成基本的麻醉操作轮转，接下来的一个月，我都要和师父一起负责白天的急诊手术——颅脑创伤、骨折、急腹症、剖宫产……

在所有急诊手术中，急诊剖宫产手术具有最高的优先等级。一方面，行急诊剖宫产术大多是因为在分娩过程中出现了严重的并发症，例如脐带绕颈导致胎儿宫内窘迫，需要紧急处理，否则胎儿可能死于腹中；另一方面，任何宫内并发症，都可能连带影响母体的生命体征，比如分娩过程中如果发生羊水栓塞，母体会快速进入多器官衰竭状态。

一台手术，两个生命都可能危在旦夕。

而此时送到我手上的手术通知单上写着："双胎，宫内窘迫。"

一台手术，三个生命。

给剖宫产手术者做麻醉，说难不难，说易不易。大多数情况下，剖宫产手术采用的是椎管内麻醉，也就是常说的"半身麻醉"——仅有肚脐平面以下痛觉消失，产妇的意识仍然清醒。

20世纪，全身麻醉（简称"全麻"）尚未普及，全麻药物也不如现在功能强大、副作用小，椎管内麻醉曾经占据手术麻醉的大半江山。这种麻醉技术通过在背部两个"脊椎骨"之间进行穿刺，将麻醉药注射到脊髓外侧，阻断神经的传导，让痛觉消失，从而发挥麻醉效果。曾经，上到胸部手术，下到脚趾手术，都可以用"这根针"把患者"麻倒"——这也是"麻醉医生只需要'打一针'"说法的由来。

但随着技术的进步，特别是麻醉药物的药效越来越可控、不良反应越来越小，全身麻醉的可控性和安全性得到了极大的提升。更重要的是，舒适度高多了——患者不用醒着听医生给自己"开膛破肚"，也不用听到骨科电锯、电钻的声音。

全身麻醉技术的进步，让手术真正成为"睡一觉"的过程。但对于现在这个患者来说，全身麻醉却并不是一个可选项。双胎妊娠发生宫内窘迫，大概率会有一个婴儿娩出后存在呼吸等方面的问题。而全身麻醉的药物很多会经过胎盘进入婴儿体内，这些药物有些会抑制婴儿呼吸，导致其娩出后不哭不叫，身体缺氧；有些可能也会影响婴儿今后的发育。

所以，椎管内麻醉是最好的选择——对产妇和胎儿的影响都小，既不影响分娩以后婴儿的呼吸和循环功能，对产妇分娩后的切口镇痛也有很好的效果。

但这个操作过程又说易不易，特别是对于刚刚开始处理急诊手术的我来说。倒不是说我不熟悉这项技术，而是因为大多数产妇在分娩期背部水肿严重，加上怀孕的一段时间营养补充过剩，导致医生很难摸清楚她们后背两个椎体棘突的突出，也就很难定位两个"脊椎骨"中间的穿刺间隙进行穿刺。

不好定位就只能逐步进针来确定穿刺间隙，但剖宫产手术又是情况紧急的手术，大多数情况需要快速麻醉，尽快剖宫取出胎儿。所以，在又急又不能急的情况下，最是考验麻醉医生的操作技能。

就像在一块"豆腐"里穿刺

果然，产妇体形偏胖，送到手术室的时候，看得出她在正常分娩中已经精疲力尽，额头都是汗珠，脸也是红彤彤的。

手术室的护士扶着她缓慢挪到手术床上，打上静脉针。我立刻把吸氧导管给她戴上，心电图监护、血压、氧饱和度等监护导联都接上。

"接下来，我需要你配合我一起来完成手术前的麻醉。"我低着头看着她的眼睛说。

"先深呼吸，放轻松，然后慢慢地侧过身去，背对我。"

手术床很窄，我扶着她缓慢地挪动。护士在另一边扶着她，同时把被子往后拉，让她的后背露出来。

"接下来，我需要你尽可能地把双腿贴近肚子，头往下低，整个身体蜷缩起来，像个虾米一样。"我尽可能形象地描述需要她调整的姿势，右手扶着她的双腿往上提。

这样做的目的，是尽可能地把她的背"弓"出来，使其脊椎椎体之间的间隙尽可能地打开，方便后续穿刺进针时提高成功率。对于正常人来说，摆成这个姿势并不难，但对于一个腹部膨隆、已经精疲力尽、肚子还在宫缩疼痛的产妇来说，每一个姿势的调整都伴随着疼痛，挪动一下都难受。

"稍微忍耐一下，双腿再往上抬一点点，尽可能地贴紧肚子，头往下低，含在胸口，把腰这个位置往后顶出来。"我拍了拍她后背大概的穿刺位点，希望尽可能把她的麻醉体位摆好，这样可以提高后续穿刺的成功率，也就能更快地麻醉好并开始手术。

她额头的汗珠一滴一滴流到手术床上，背上也渗出了不少汗水。我让护士站在对面，扶住她的身体，尽可能让她轻松一点。

我用右手确定她髋部髂骨上缘的位置。在这个姿势下，髂骨上缘平移下来的位置，正对第3腰椎和第4腰椎之间的间隙，找到这个间隙再往上相邻的一个间隙就是穿刺点。

刚将麻醉体位摆好，师父也到了手术室。

"双胎，宫内窘迫。凝血指标都正常，我看过了。"我给师父简单汇报了患者的情况。

"间隙明显吗？"师父看着我在产妇腰部不断地按压，试图找到穿刺间隙，但此时明显浮肿的腰部已经不太能摸清楚椎体的突出，只能大概感受。

"不是很明显，但应该是这里。"我比画了位置和髂骨的定位标志，用指甲在产妇皮肤上轻轻压出一个印。

师父顺着我手指的定位点按压了一下，判断应该没错。

"开始吧。"师父双手交叉在胸前，准备看我操作穿刺。

消毒铺单以后，我先用注射器抽取了一些局部麻醉药，用5mL注射器在背部做局部麻醉（简称"局麻"）。这样做的目的是把局部的感觉阻断，避免后续更粗的腰椎穿刺针刺入的时候带来剧烈疼痛。但此时刺入的感觉已经不太妙了。

常规来说，背部的皮下组织相对较韧，小针刺入会有一些阻力，就像拿针刺到一个苹果上，需要施加一定压力才能继续进针。但此时的感觉，像一根针刺到一块豆腐上，阻力很小。这说明，腰背部的皮下水肿很严重，加上产妇的体形肥胖，我担心刚刚确定的间隙位置不准确，我不是很自信。

但此时没有时间再犹豫了，必须尽快穿刺麻醉，开始手术。

"没事，孕产妇是会疏松一些，针往里进一点，把局麻药往深部给一点，等下穿刺时估计会比较深。"师父看出了我的犹豫。

做好局部麻醉，我把注射器拔出，拿出更粗的穿刺针，对准刚刚的穿刺点，垂直进针。

"逐步进针，不要快，找突破感。"师父在背后叮嘱我。

所谓"突破感"，是指穿刺针在穿刺不同的组织层次时，因为不同层次阻力不同所带来的差异感。

理论上，针从刺入皮肤到进入椎管内部，阻力会先增加，后减少。这是因为在脊柱的椎体之间，有一层致密的韧带在椎管外侧对椎管进行保护。当针穿刺到这一层的时候，会明显感觉阻力增大，而当穿过这一层到达椎管后，因为椎管内部只是一些疏松的脂肪组织包裹着脊髓和硬膜，穿透以后会有明显的"落空感"和"突破感"。这种"落空感"和"突破感"，是穿刺针到达合适位置的标志，也是后续验证位置、注射药物试验剂量的地方。

但对这个产妇来说，随着穿刺针的进入，我并没有感受到明显的阻力变化。这可能是因为她腰背部的深部组织水肿严重，加上肥胖导致脂肪层增厚，说明穿刺针还远没有到达韧带层。

穿刺针就像穿行于一块均一的"老豆腐"里，感受不到穿刺的不同层次，也找不到"落空感"和"突破感"。没有了穿刺手感的反馈，越往里穿刺，我进针的幅度越小，同时，我也在穿刺针尾部连上注射器，通过感受注射的压力，来验证穿刺的位置。

我期待注射的压力突然变小，这样就说明穿刺的位置到了。这是因为椎管内部是相对负压的状态，而外部包绕着致密组织，所以进入椎管后，连上穿刺针的注射器能很轻松地推入液体。

每刺入深一点，我就用注射器试试，生怕穿刺过深造成脊髓组织的损伤。

师父看出了我的迟疑，说："没关系，再往里进，应该还没到。"

我继续进针，突然感受到针尖顶到了一个相对致密的组织，就像在穿过一层"豆腐"以后，碰到了一块"橡皮"质地的东西，我意识到，可能到达韧带了。

此时穿刺针已经进入7cm，对于普通人来说，这个深度应该已经到达了椎管内部。但因为这位产妇体形肥胖加上水肿，7cm才刚刚到达韧带。有了这个感觉，我进针的幅度变得更有依据。

在一点一点进针后，突然，针尖迎来一个明显的"突破感"，好像完全穿透这块"橡皮"，到了一个空旷、疏松的空间。我连上注射器，往里面注射了0.5mL的生理盐水，注射的阻力非常小，说明针尖的位置已经到达了椎管内。仔细观察穿刺针的末尾处，也没有发现其他液体流出，说明穿刺针没有刺破脊髓的硬膜，没有脑脊液流出。

穿刺成功！

"很好，接着给药置管吧。"师父在我身后给了肯定，转头去看产妇的情况。

我把麻醉药注射好，顺着穿刺针置入一根很细的导管——这根细导管顺着针芯进入椎管内部，外部则穿出皮肤。我给穿刺位置贴好纱布和伤口敷料，把穿出的细导管连接到注射器——接下来的麻醉维持、加深，以及切口的术后镇痛，都得靠这根连接到椎管内部的导管。麻醉药物通过这根导管不断进入椎管内部，麻醉脊髓神经，发挥镇痛作用。

做好所有操作，我扶着患者翻身躺平，接下来就要等麻醉药物起效，至患者下半身逐渐失去感觉，然后开始手术。

刚麻醉好，血压就没了

"第一次感受到孕产妇穿刺的不同感觉吧？比其他穿刺要疏松得多，这个时候一定要有耐心，要慢慢找阻力变大的那个位置，韧带再疏松，阻力还是很大的。"师父在总结我刚刚穿刺的经验。

我看着他比画的不同层次，回想着刚刚穿刺时的"手感"。

的确，相比于之前为年轻患者做下肢骨折手术的麻醉，背部的穿刺感完全不一样。

"叮咚……叮咚……"监护仪突然发出剧烈的报警声，产妇的血压突然下降到了70/43mmHg。刚刚还在回忆手感的我，看着监护仪上闪烁的报警提示，突然一阵恍惚。麻醉以后血压下降的原因很多，必须找到根源，才能对症处理。第一个可能是麻醉药物的关系。给到椎管内部的麻醉药物会麻醉脊髓的神经纤维，同时导致这些神经纤维控制的外周血管扩张。扩张的血管就像增粗的水管，水管内部的压力突然下降，所以血压就下降了。还有可能是因为穿刺过深，麻醉药物大量进入脊髓硬膜内部，造成广泛的脊髓麻醉。

这是非常严重的并发症。

椎管是一个由椎体组成的骨性管状结构，内部充填了脂肪组织和脊髓，而脊髓外侧还包裹着一层硬膜。这个结构就像一根"竹筒"里包着一个袖套，袖套里面就是脆弱的脊髓。脊髓发出众多神经纤维，穿过硬膜这层"袖套"，在"竹筒"里走行穿出，分布到身体各处。而不论在"袖套"里还是在"竹筒"里，麻醉药物都是通过麻醉神经发挥麻醉作用的。

问题的关键在于，给到"袖套"里的麻醉药量，应该比"竹筒"里的药量小得多。如果按照麻醉"竹筒"的剂量，却不小心把药物都注射到了"袖套"里，就会导致整个脊髓被麻醉——全脊麻。此时患者的呼吸功能、血压等一系列生命体征都会失去控制，危及生命。

此时产妇的血压急剧下降，头冒虚汗，自述头晕、心慌。我担心是我注射的时候没注意，试验剂量的药物给到了"袖套"里。但此时患者的生命体征与全脊麻的并发症又不十分吻合。

起码现在，产妇的呼吸还是好的，甚至呼吸幅度还有轻度加快——全脊麻可不会出现这种情况，并且刚刚穿刺时我明明确认过没有脑脊液的流出，说明穿刺深度是没问题的。

那么，如果不是全脊麻，而单纯因为麻醉药物扩张血管引起的血压下降，也说不过去——至少不应该来势这么凶猛，收缩压不会一下从150mmHg下降到70mmHg。如果这个可能性也排除的话，可能的情况还有一种……

"把输液加快，手术床往左侧倾斜，头低脚高位，再把子宫往左侧推。"还没等我反应过来，师父已经开始指挥护士行动了。

我赶紧把输液加快，然后让护士站在左侧床沿调整手术床，我对着产妇隆起的腹部，往左侧稍加用力。

"仰卧位综合征啊，小蒋同学，反应太慢了！"师父给患者的静脉管道里推入了一些升压药，一边对我说道。

"是的是的，我刚反应过来，一开始想复杂了。"我看着血压计再测时，慢慢恢复到80/47mmHg，而后再上升到98/53mmHg，之后逐渐稳定。

"这么快速的血压下降，产妇体形又这么胖，双胎，子宫对大血管的压迫是首先要想到的。你想的那些，也都有可能，但综合考虑下，是不是应该先考虑仰卧位综合征的可能性，毕竟处理起来最迅速，见效也最快。"原来师父早就知道了我的考虑。

所谓"仰卧位综合征"，其实是孕产妇和腹部隆起的患者经常出现的一个症状，发病原因也很好理解。膨大的子宫里装着一对双胎，7～8kg的重量。当产妇平躺时，子宫位于腹部中间，就容易往下压住腹部的深部下腔静脉。这是下半身最大的一根静脉血管，负责收集下半身的血液回流到心脏。静脉不像动脉压力大、有弹性，越粗大的静脉越像一根"薄皮水管"，子宫一压就容易被压瘪，自然就无法回流足够的血液输送到心脏。回到心脏的血液少了，心脏泵出的血液也就相应减少，自然导致血压下降。

但其实并不是所有孕妇都会出现这个情况，甚至有些人在孕晚期平躺也没关系。这是因为在正常情况下，身体通过脊柱的神经纤维调节血管的收缩和舒张。当出现静脉受压时，一方面，身体可以通过其他静脉将血液收集回心脏；另一方面，静脉本身也能维持一定的张力，避免被压瘪。

"双胎妊娠、麻醉后出现、血压急剧下降……果然都是仰卧位综合征的高危因素啊！"我恍然大悟。

"书上的东西看一百遍，都不如你自己亲身经历一次记忆深刻。"师父拍了拍我的肩膀。

仰卧位综合征导致的血压下降，发生迅速，要纠正过来也很简单：把子宫往左侧轻推，把床稍微往左倾，不让子宫压迫下腔静脉；同时，通过手臂上的静脉针快速补充液体，进一步增加上半身回到心脏的血液量，就能纠正这种低血压。

"现在感觉好些了吗？头还晕不晕？"我询问产妇。

"好多了，刚刚感觉眼前发黑，头晕想吐。"产妇感觉还没完全缓回来，额头上冒出很多虚汗。

"接下来，我要看看麻醉的效果怎么样，腿上这个位置感觉疼吗？和上面手臂这个位置的感觉有没有差别？"我拿着一块稍微尖锐的塑料片，用同样的力度刺激患者的大腿和手臂。经过麻醉以后，下半身会先有"麻木感"，而后感觉逐渐消失，最后运动功能被阻断，半身麻醉完成。

"上面这个手上的疼一些，下面感觉麻麻的。"

"这个位置感觉也是麻麻的吗？和手臂的感觉一样吗？"我把塑料片放在肚脐下面的位置，也就是稍后剖宫产的切口位置，确认这个位置的疼痛也被阻断。

"这个位置也是麻麻的。"产妇回答道。

"现在试着抬抬腿，看还能抬起来吗？"我进一步确认产妇运动神经的阻断情况。因为运动神经纤维是最后被麻醉的，如果运动功能丧失了，那么感觉功能肯定被成功麻醉了。

"好像抬不起来了，使不上劲，很重的感觉。"她皱皱眉尝试了一下，但腿并没有任何动作。

"好的，麻醉效果很不错。我们开始吧。"我确认好麻醉效果，转头对妇产科医生说。

她们快速地消毒铺单，将一层一层的手术单盖在患者身上，只露出下腹部局限的一小块皮肤。护士在一旁把手术器械、纱布、缝线准备好，妇产科医生把电刀、吸引器的线路固定住，整个手术台在10分钟内全部准备就绪。

"麻醉医生，我们准备划皮。"妇产科医生在手术开始前和我确认。

"可以开始。"我点头确认，接着柳叶刀在产妇腹部横向划出一道10cm左右的切口，电刀快速切入止血，一层一层分离突破，很快，子宫颈就出现在了手术视野中。

刚娩出的双胎，一个就没了呼吸

分娩期的子宫颈部，就像一层薄薄的纸，用刀横向划开，立马就见到一个胎儿的头。

双胎妊娠，胎儿的胎位大多不正，即使有一个头向下朝着宫口，在分娩过程中因为子宫的收缩，后面娩出的胎儿胎位也容易变化。因此，对于双胎妊娠的患者，首选剖宫产，这是对患者、对胎儿最安全的选择。

"麻醉医生，准备娩出了。"伴随着胎膜破裂，羊水大量涌出，手术台上的吸引器不断吸掉涌出的羊水，第一个胎儿顺利被拉了出来。

胎儿刚刚从子宫里娩出，妇产科医生一手托着胎儿的双腿上举，另一只手挤压胎儿的颈部和脸颊，把胎儿气道里的羊水挤出来。此时，另一个医生熟练地夹住脐带，两把止血钳一夹，组织剪"咔嚓"一下，胎儿连带着脐带上夹着的一把止血钳，被妇产科医生双手抱着放进了新生儿温箱。

此时，儿科护士熟练地拍打胎儿的足底，促使胎儿大哭，同时用吸引器吸掉胎儿嘴里的羊水——这一套动作下来，手术室迎来了第一声啼哭。

但此时，还在手术台上的妇产科医生丝毫顾不上高兴，眼下他们需要尽快让第二个胎儿娩出。

主刀医生的助手隔着手术单，不断按压产妇的腹部——子宫底部的位置。通过这个动作，让胎儿往宫颈移动。同时，主刀医生从宫颈接住胎儿，再和助手一同把胎儿拉出来。腹部的按压十分用力，以至于产妇也皱起了眉头，屏住气用力，以帮助增加腹部压力。

"坏了，坏了，侯教授，可能要插管。"主刀医生刚把胎儿娩出，看着全身发紫的胎儿立即皱起了眉头，嘴里喊着帮忙，手里赶紧用钳夹离断脐带，准备转到新生儿温箱抢救。

"小儿插管箱我拿了，喉镜在这里。师父要几号的气管导管？"

我慌忙从事先拿好的小儿插管箱里拿出抢救器材准备递给师父，我知道，最危险的事情还是发生了——娩出的第二个胎儿没有呼吸。

正常胎儿娩出的时候，妇产科医生会根据5个指标进行评分，分别是肤色、心率、对刺激的反应、肌张力和呼吸，即有名的阿普加评分（Apgar Score）。每个指标分为0、1、2分，分别对应指标差（0分）、指标中等（1分）、指标正常（2分）。

例如刚刚娩出的第一个胎儿，尽管四肢有青紫，但躯干是明显的粉红色（1分）；通过拍打足底和清理呼吸道，胎儿出现啼哭，说明对刺激有反应（2分）；哭声响亮，说明呼吸有力（2分）；伴随哭声，四肢有运动，说明肌张力好（2分）；最后测定的心率在100次/min以上（2分）。总的评分是9分，则是正常的新生儿。而此时第二个娩出的胎儿，对拍打足底、吸引口腔完全没有反应，没有自主呼吸，全身青紫，四肢也屈曲在一起，评分不超过3分，属于重度窒息，需要紧急抢救。

抢救窒息的新生儿，关键在于第一时间插管，也就是向新生儿的气道里插入气管导管，通过人工通气，帮助新生儿呼吸。

插管是麻醉医生的强项，但新生儿的插管却没那么容易。

需要插管的新生儿，口腔和咽喉部大多有很多羊水、胎粪和胎脂等，这让本就细小的咽喉更加难以看清。此时麻醉医生要手持喉镜，用前端5cm长的金属片伸入新生儿板栗般大小的口腔里，通过金属片把咽喉腔挑起撑开，再将一根不及吸管粗的气管导管插进新生儿的气管里。

这样精细的动作，需要在2分钟甚至1分钟之内完成，否则因为缺氧导致的脑损伤可能会影响胎儿日后的发育。

护士把第二个胎儿抱到温箱里，立即用氧气面罩给胎儿辅助通气。此时师父把喉镜和导管准备好，立即开始插管。师父一个一米八几的壮汉，此刻左手拿着一个不及手掌大小的喉镜，右手捏着吸管一般粗的气管导管，低着头给新生儿插管。我把监测血氧饱和度的探头连接到新生儿的脚上查看血氧情况，儿科医生、护士围在边上准备抢救的药物。

"快，把导管固定，心率和血氧饱和度多少？"刚插好管子的师父一只手捏着导管，另一只手的食指和中指放在胎儿的胸口。

我知道，如果心率不好，师父会随时准备开始心肺复苏。

刚出生的婴儿心率很快，每分钟在100～120次。接上监测血氧饱和度的探头发现心率每分钟只有30多次，血氧饱和度也只有70%左右。

"准备肾上腺素，你来捏呼吸球囊，幅度不要太大，可以稍微快一点。"师父把氧气皮球递给我，两个手指已经在婴儿胸口开始按压。

我立即接过呼吸球囊开始挤压，我知道，此刻这个婴儿的呼吸全靠我手上的这个呼吸球囊挤压到肺里通气。不能挤压太多，刚出生的婴儿，肺活量很小，如挤进去的气体太多，容易造成肺损伤；但也不能太少，因为本就是缺氧状态，刚出生婴儿的肺还没完全张开，需要维持一个压力，把肺组织撑开通气。

"师父，这个幅度可以吗？还有频率。"我拿捏不准挤压的频率和幅度，请师父再确认。

师父此刻正一边按压，一边指示护士怎么稀释肾上腺素，"可以，频率稍微再快一点。好，就这样保持住。"师父转头接着按压。

"把稀释的肾上腺素给我。我先从气管给进去，你们同时打静脉针。"师父拿着装有稀释好的肾上腺素的注射器，手上的按压丝毫没有停止。

"来，我从导管里滴2滴，然后你继续捏，把药吹到气管里。"师父说着把注射器移到导管口。

我立刻把呼吸球囊和导管断开，等师父滴完又赶紧接上，然后稍稍增大了挤压的幅度，希望尽快把药物经气管给进去。理论上，因为缺氧，此时肺部的血管扩张，血流量会增大，通过气管给药，可以更快地让药物扩散至全身发挥作用，特别是刺激心脏加快跳动。

此时，护士也在婴儿的脚上寻找静脉血管，但很明显，即使绑上压脉带，仍然找不到好穿刺的静脉血管。

我还在不断地捏呼吸球囊通气，师父看着监护仪的同时，手还在不断按压。过了一会儿，心电图上显示心率明显加快，血氧饱和度也逐渐上升到95%。

师父按压的手指停了下来，眼睛看着监护仪，确认婴儿心跳恢复。同时婴儿的胸廓也出现了起伏——说明自主呼吸也逐渐恢复了。

"管子不能拔，先转到新生儿科去，进一步观察。"师父对在场的儿科医生说。儿科医生立即联系转运温箱，并协调从手术室转运的事情。

"你留在这里继续看着，注意血压，胎盘出来以后会有一些出血，血压稳定就没问题。我先把这个孩子转过去。"师父转头对我说，然后跟着儿科医生一起准备离开手术室。我把监护仪的线理好固定在新生儿温箱上，转头再确认产妇的情况。刚刚忙于抢救的我现在才发现，婴儿的妈妈已经哭成了泪人。她一再问我孩子怎么样了，我说："没事，到下面就会慢慢好起来。你先别紧张，手术也快结束了。"我试图安慰她紧张的情绪。

胎盘剥离以后，妇产科医生一再确认胎盘的完整性，两名医生对着一块红色的组织看了又看，确认完整剥离、没有宫内残留后，把胎盘放到样本袋里。

"送病理，我们准备缝合。"主刀医生说完，又低头继续手上的操作。

下一次，你来插

手术室的新生儿温箱就在手术床边上，孩子娩出以后就被立即送进温箱进行处理。等护士把脐带处理好，把孩子身上擦干净，用被子包好，给妈妈确认后再送到新生儿科进行后续的观察。

妈妈则躺在手术床上，身上覆盖着手术单，只露出一个头。转头看到孩子以后，绝大多数妈妈会会心一笑，有的还会激动地流泪。

这就是大多数剖宫产的妈妈和孩子的第一面。

而此刻，因为两个孩子都需要后续治疗，分娩后的妈妈只能侧着头看到一群医生护士围着温箱进行治疗处理，看不到孩子到底怎么样。但她又不能做什么，甚至不敢打扰医生护士的工作，尽管已经哭成泪人，但一点声音都没有发出来。直到孩子被转出手术室，我才发现躺在手术台上的她惊恐、紧张的表情，以及整个哭湿了的眼眶。

"手术快结束了。别紧张，来做几次深呼吸放松一下。没事的，到下面，儿科医生会照顾好他们的。"我试图安慰她。

她抿着嘴唇点了点头，深呼吸后对我说，"谢谢你们，医生。"带着哭腔的声音，听起来让人难受。

之后，手术室里重回宁静，只有监护仪"嘀——嘀——"的声音。

妇产科医生忙着把手术切口缝合，我忙着把手术麻醉记录和刚刚抢救的信息在电脑上填好，器械护士不断递上缝针缝线和止血钳，台下护士收拾着刚刚抢救留下的"残局"。

只有孩子的妈妈呆呆地看着天花板，好像手术台上的缝合、监护仪的声音都与她无关。

手术快结束的时候，师父才从儿科回来，刚进手术室就问手术怎么样了。

"在缝皮了，都挺好的。镇痛泵也接上了。"我给师父汇报了手术的进展，"一会儿我就送她回病房。"

师父点了点头。

　　"师父，那个孩子后面……"我轻声问道。

　　"回来了，在温箱里，7～8分的样子吧。"师父看了看监护仪，确认产妇体征平稳，便转身离开了。

　　7～8分，至少意味着抢救成功了。有了哭声，有了呼吸，有了对刺激的反应，有了更加强壮的心跳……

　　有了崭新的人生。

　　这是我第一次值班急诊手术，也是第一次做急诊剖宫产麻醉，第一次遇到双胎，第一次见到新生儿抢救。

　　把产妇送回病房之后，我回到手术室收拾，把监护仪的线理好，收拾好麻醉机和麻醉药，整理好新生儿插管箱的喉镜和气管导管。

　　我拿着那个迷你版的喉镜片——大小只有日常成人喉镜片的1/5——比画着插管的动作，又捏了捏吸管粗细的气管导管，想着如果换了我，在当时那种十万火急的情形下能不能一次插管到位。

　　"走啦？"师父突然走进手术室来，看到整个手术室就我一个人在收拾东西。

　　"走了。"我把喉镜放回插管箱，装作顺手检查插管箱器材的样子。

　　"新生儿插管会了吗？"师父看着我笑了笑，"做这个就是要胆大心细。"

　　"话是这么说，但又是紧急插管，又是按压，又是气管内给药，还是挺有压力的。"我轻轻叹了口气。

　　"做麻醉医生，你就要习惯这种压力。你所有的处理几乎都是在危急关头做出的，你要有预判，知道下一步要做什么，这样才能临危不乱。"师父看着我的眼睛略带严肃地说道。说到"预判"的时候，他的手指了指我手里的插管箱。

我点了点头。

师父转身走了，手术室的电动门快关上的时候师父又说了一句："下一次，你来插。"

"好！"门刚好关上。这声"好"说给我自己听了。

对于一台普通的剖宫产手术，麻醉医生完成好腰椎穿刺、椎管内麻醉以后，顺利的情况下可能不需要做什么。

如果穿刺顺利，可以轻松给药置管，翻身平躺也可能不发生"仰卧位综合征"，胎儿娩出后哭声响亮，然后顺利送回病房，整台手术平稳顺畅，最后产妇离开手术室回到病房。

很多个顺利，让麻醉医生有了"打一针"的称号。

我原本觉得，在全身麻醉还没有普及、麻醉技术和监护技术不如现在这么全面的年代，麻醉医生的确凭着一根针走天下——什么部位的手术，就在对应的位置穿刺麻醉，注意好药物剂量，留意一下并发症。这么说来，工作应该不累。

但现实情况却恰恰相反。

在那个监护技术还不全面，药物也不如现在丰富先进的年代，对每一个可能发生问题的地方，麻醉医生更要训练"预判"的意识。就像师父看到血压下降就能立刻判断原因，并且指示处理，新生儿抢救刚插管之后就准备好了按压、抢救药物，连同给药处理的方式都想清楚了。这种"预判"是时间积累下来的结果。

他们那个年代的麻醉医生，尽管没有我们如今这么多的监护数据做参考，没有种类丰富、功效齐全的药物应用，但对于患者安危的处置却更加独到且一针见血。用师父的话说，没有一台手术会顺顺利利，不出任何问题，但我们之所以看到一台手术能够平稳顺畅地做下来，是因为这台手术背后有一个负责任的麻醉医生在处理患者血压的波动、生命体征的变化。

那次以后，我还做过很多急诊剖宫产麻醉，遇到过术中大出血、产妇药物过敏、早产儿娩出后肺功能不全插管给药等突发情况，甚至还因为一次24小时急诊手术值班，一连接到7台剖宫产术还全是男新生儿而得到"手术室送子观音"的名号。

每一次的情况都不尽相同，但每一次我都要做的是，当妇产科医生从子宫里抱出一个新生儿，护士再转到新生儿温箱里开始处理的时候，我要确认新生儿的生命体征平稳，然后在麻醉记录单上记录下他/她的Apgar评分。

这是他/她人生获得的第一个分数。

从这个角度来说，每一个在手术室出生的孩子最早见到的医生之一，就是麻醉医生。

科普小问答

1 剖宫产手术中，麻醉医生只是"打一针"吗?

在剖宫产手术中，麻醉医生除了做全身麻醉或者在产妇背上"打一针"做椎管内麻醉，还需要负责保障手术过程中产妇的生命安全以及抢救新生儿。

2 椎管内麻醉和分娩镇痛有什么不同?

剖宫产手术的椎管内麻醉和分娩镇痛的穿刺部位相同，麻醉原理也类似，只是在药物种类和剂量上有所差别。分娩镇痛下顺产失败需要转剖宫产术时，背部已经留置好的椎管内导管可以直接更换药物而转为椎管内麻醉，不需要再次穿刺麻醉。

2.

充满张力的儿科麻醉

药物剂量小心翼翼，术中监护如履薄冰，当我给孩子的家人解释麻醉会不会影响智商发育时，他的妈妈说："医生，我的孩子拜托你了。"

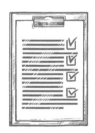

"7岁的孩子，7除以4加4等于5.5到6号的气管导管……"我看着手术单上一个7岁孩子的乳突根治术，念叨着这个孩子做全身麻醉应该用多少号的气管导管。

　　"小儿血压袖带、小儿呼吸机回路、小儿呼吸面罩、小儿喉镜……"我一样一样地把儿童麻醉用具整理到耗材筐里，心里也计算着麻醉药物的调整剂量。

　　其实，给孩子做麻醉，不是一个轻松的活。

　　由于生长发育的原因，儿科麻醉是所有手术麻醉中比较特别的存在——孩子的血压比成人低，心率更快，术中对心血管功能的管理需要特别对待；孩子的代谢率接近成人的2倍，但单位体重的氧储备却只有成人的1/3，所以要特别当心发生术中缺氧，尤其是尚处在发育期的脑组织，对缺氧十分敏感；孩子的肺活量低，在全麻时呼吸管路、模式都需要特别调整，参数也需要更加精细而严格；孩子血容量小，对手术出血更加敏感，术中失血稍微多一点就可能出现并发症……

　　而在准备儿科麻醉之前，还有很多需要特别准备的设备和麻醉物品——根据不同年龄、身高换算得到的气管插管型号和对应的喉镜大小，小儿版的血压袖带或是穿刺装置，小儿版的呼吸管路……

　　所以，每一次得知第二天有儿科麻醉时，前一个晚上我总会打开书重新温习一遍儿科麻醉的要点，特别是一些换算公式、补液公式，再盘算着要准备什么药品、设备，术中可能出现的问题及解决方案……

　　即使是像现在这台乳突根治术——从手术大小来说，这并不是一台高风险的手术，手术的目的是清理中耳以及乳突中过度增长的上皮组织，又叫胆脂瘤，这些过度增长的组织破坏了耳朵自然的骨性结构，造成骨质破坏，导致听力损伤、周围器官破坏。

　　虽手术不大，但对麻醉来说挑战并不小。

妈妈的眼神

　　挑战之一，是让静脉针顺利放进小朋友的血管。

　　让孩子平稳地进入麻醉状态主要有两种方式：第一种方式是通过静脉针给入静脉麻醉药，待麻醉药物起效，孩子进入麻醉状态以后，再进行气管插管等后续的麻醉操作；第二种方式是通过麻醉机呼吸回路中的吸入麻醉药，用面罩覆盖孩子的嘴唇和鼻子，通过孩子的自主呼吸，让吸入麻醉药进入肺部及扩散入血发挥麻醉作用。

　　这两种方式都是为了达到一个目的——让大脑进入"沉睡"

模式。

在"沉睡"模式下，麻醉医生可以进一步完成气管插管等麻醉操作，通过外部设备建立起手术过程中的保护性措施，从而确保术中的安全平稳。但两种进入"沉睡"的方式，又不尽相同。

前者是相对"平和"的方式，之所以说平和，是相对于后一种来说的——建立好静脉针，静脉药物的给入并不会让人体有不适感，孩子总是在不知不觉中就进入了睡眠。而后一种方式，因为吸入麻醉药的味道并不十分好闻——比如用得最多的七氟烷，它的味道像一大筐苹果闷在一起，有的坏掉了，有的还没坏的混合发酵味，刚闻到还带点清新，后面就觉得像酸涩霉味。面罩中弥散着这些"异味"，孩子闻到都会挣扎、不配合，导致面罩和面部密闭不好，麻醉药物大量挥发到手术室的空气中——不但没能让麻醉药高效率地被孩子吸入而进入大脑发挥作用，还导致手术室的工作人员跟着被"浅麻醉"。

所以，绝大多数时候，我们都希望通过静脉麻醉药让孩子进入麻醉状态，这就意味着，建立一个静脉针是关键。

别看只是打个针，不管是多大年纪的孩子，在手术室门口离开爸爸妈妈，然后自己一个人盖着被子被推进手术室，看着四周陌生的环境，还有一群陌生人戴着帽子、口罩，再看到护士准备的输液管线和旁边的输液架——别说打针了，光进入手术室，都会让孩子哭声震天。

为了能让这个过程顺利，全世界的麻醉医生想尽了各种办法。

比如，在手术室门口，从孩子的鼻子里滴入一些浅镇静的药物，等他们进入到睡眠状态以后再抱到手术室打针及麻醉；也有含镇静药的口服溶液，为了让孩子能够喝下去，还特别做成橘子口味，同样是为了让孩子睡着以后再进入手术室。

除了这些用到"特别药物"的办法，稍微大一点的孩子也会让妈妈抱着在手术室门口打好针再进来，有些甚至让妈妈抱着进手术室，让他们在妈妈怀里进入麻醉状态。

但是今天要麻醉的这个孩子，倒是异常安静。

躺在推床上从手术室门口到被推进手术室，他只在妈妈送到门口，自己一个人被推进去的时候回头看了看妈妈。没有喊叫，也没有哭闹，只是视线一转，闭着眼皱着眉头进了手术室。

我在手术室门口找到他的妈妈，"你是XXX的妈妈吧？昨天我去看过孩子，病情我已经了解，相关风险我也和他爸爸说过。手术是你签的字，所以这个麻醉知情同意书还是需要你来签字，我再和你说一下麻醉可能的风险和问题。"我例行公事地告知她麻醉知情同意书上的内容，对每一条内容打钩说明。

这是一个不容易的过程。尽管知情同意书上把风险和并发症都罗列清楚了，但如何"分轻重"地和家属说清楚却是个"技术活"。

小到术后声音嘶哑的并发症，大到术中大出血、心搏骤停甚至死亡，都要根据病情和患者的情况进行"私人订制"般地说明——风险确实小的，简单提一句，起到风险告知、知情同意的义务；病情凶险，患者当下情况也不乐观的，常常要谈到最严重的突发情况，好让家属有个心理准备。

而此时，尽管面对的只是一台小手术，但考虑到儿科麻醉的复杂和突发状况，我还是把一些比较严重的并发症提了出来。

"手术虽然不大，但麻醉的风险并不能仅仅考虑手术的大小。孩子的麻醉和苏醒过程中，循环和呼吸等方面的突发情况比较多。这个我们会根据情况进行处理，但可能出现的这几点风险，还是需要跟你说明一下。不是说一定会发生，但存在一定的风险。"

我指了指知情同意书上列出的相关并发症，简单解释了可能会发生的情况。

我也知道我说出的这番话语气中存在很多不确定，但知情同意的制度要求我必须把这些问题说出来，这是对患者的负责，也是对家属知情权的保证。

所以这个时候，我会看着知情同意书说，避免和家属有眼神的交汇——因为我可以预见每一个妈妈此时眼睛里的泪水，伴着焦虑、恐惧和担心，急切地想要寻求一个"万分安全"的答案——一个我永远也无法给出的答案。

说完相关风险，我将笔递给她。她按照我指示的位置，很快地写完名字、与患者关系、签字日期。

"好的，你们在手术室外面等就行了。手术时间不会很长，做完会叫你们一起回病房。"我转身准备走回手术室。

"医生，那个麻醉……会不会……就是……"她欲言又止，嘴巴张着不知该说什么，手指着脑袋在太阳穴周围比画了一下。

我知道她想问什么，这几乎是每一个要做手术的孩子的爸爸妈妈都关心的问题。

她想问——麻醉会不会影响孩子以后的大脑发育，会不会影响孩子的智商？

麻醉会不会影响孩子的智商？

这大概是儿科麻醉的终极问题了。

不论是通过血管进入身体的静脉麻醉药，还是通过面罩或者气管导管以呼吸入肺形式进入身体的吸入麻醉药，它们最终都要在大脑中发挥作用。

麻醉药是作用到神经系统的药物。

纷繁复杂的麻醉药物种类，基本都是通过抑制大脑中神经细胞的电活动，让神经细胞进入"休眠状态"来发挥麻醉的效果。

而孩子大脑中的神经细胞都处在快速生长发育的状态，外部药物所带来的"抑制性"干预是否会影响神经细胞的生长发育，是否会产生长时间的负面影响，又是否会影响今后的学习能力和智商水平，等等，都是困惑众多家长的问题，也是困扰麻醉学界100多年的问题。

1846年，当第一例乙醚麻醉手术在美国麻省总医院实施以来，尽管全身麻醉的机理被不断地探索挖掘，但麻醉对神经系统发育的影响，却始终没有一个确切的答案。

　　随着基础医学的研究不断深入，科学界已经从蛋白质和核酸等分子水平来研究麻醉药物对神经细胞的影响，但距离最终的答案仍遥不可及，对大脑的研究越深入，越感觉大脑像一个无底洞。

　　更直接的办法，是通过临床研究，通过跟踪一个又一个做过麻醉的孩子，经过一年、两年、五年，甚至十年、二十年，评估他们长大后的智商和神经发育状况有没有受到影响——用真实世界的实际结果来回答这个问题。

　　深度剖析"麻醉对智商的影响"这个问题，会发现其中隐含了三个方面的问题。

　　第一，麻醉总是伴随着手术，如何排除手术创伤因素，而确定是麻醉因素带来的智力发育问题？

　　疾病对身体有全局性影响，手术创伤、术后可能存在的感染、发热等问题，都可能对智力发育带来不利影响。要确定麻醉是否影响智力发育，就要控制手术这个"变量"，比较的对象不能是健康的儿童，而应该是患有同样疾病、经历了同样手术的儿童。

　　第二，如果全麻会导致智力下降，智力水平的比较对象是什么？

　　智力发育本身在人群中就存在不均衡性，并且很大程度上受到遗传和基因等因素的影响。如何客观地评价麻醉本身对智力发育的影响，而不受到不同人群、不同个体间原本就有的智力发育差异的干扰？

　　第三，做一次麻醉没事，做很多次麻醉也没事吗？

俗话说"抛开剂量谈毒性都是耍流氓"。麻醉时间短的如内镜检查只有20分钟，长的甚至可以达到十几小时。对于简单的疾病，做一个小手术就能解决问题，复杂的疾病可能要做好几期手术。一个儿童，经历不同的麻醉时间、不同的麻醉次数，产生的结果是否也一样？这种量级上的差异是否会带来不同的结果，多次麻醉和一次麻醉是否结局不同？这也是需要明确的"量变和质变"的问题。

有趣的是，科学家针对这三个问题开展了三个著名的研究。

针对第一个问题——如何排除手术因素而单纯观察麻醉对智力发育的影响，研究人员关注了一类特别的手术——腹股沟疝气手术。疝气手术的部位在下腹部，这就让麻醉医生可以采用不同的麻醉方式来保证手术的顺利进行。

第一种是采用全身麻醉。通过静脉或者吸入麻醉药，干预大脑的神经中枢，通过对神经细胞的"抑制"，屏蔽手术的疼痛、创伤等刺激。以这一组作为研究对象，作为"实验组"。那对照组应该用什么呢？

既然是比较全麻对智力发育的影响，那么对照组就不能采用全麻，但同时又必须满足手术这个条件。于是，硬膜外麻醉成为极好的"对照组"选择。

所谓"硬膜外麻醉"，类似于我们常说的"半身麻醉"——通过腰椎穿刺，把局部麻醉药注射到硬膜外腔中。这是一个很特殊的部位。硬膜外腔分布有从脊髓发出的各种神经组织，但凭借硬膜这一层结构，又将脊髓这个神经中枢和外部神经组织分隔开。局部麻醉药在这一个结构中，既可以"屏蔽"疼痛和手术创伤的信号，又不会影响大脑的正常功能。这样就有了既满足手术条件，又避免药物影响到中枢神经系统的"对照组"——让科学家能够单纯比较全身麻醉会不会影响大脑神经的发育生长。

这项研究从2007年至2013年在欧美28家医院同步进行，一共纳入722名新生儿，其中约一半接受全身麻醉，一半接受硬膜外麻醉，手术时间大约1小时。

在整个手术过程中，两种麻醉方式都让新生儿在无痛、舒适的状态下安全完成手术，他们患有相同的疾病，经历了同样的手术步骤和术后康复过程。唯一的不同，是"实验组"的孩子采用了全身麻醉药物，这些药物进入大脑，产生抑制作用；而"对照组"的孩子没有接受任何神经中枢的药物干预。

他们之间的差异，是直接反映麻醉是否影响大脑智力发育的关键。

随后，研究人员再追踪评估这些孩子在2岁和5岁时的神经发育情况。2016年，研究人员得到初步的研究结论：全身麻醉并不会增加神经发育不良的风险。

这样一个简单的结论，研究历时10余年，但故事到这里并没有结束，研究人员还在继续跟踪这些孩子的神经系统发育情况，未来还会有新的结果公布。

但这样的结果并没有让麻醉学家止步，一个同样需要回答的问题是：如果一个孩子具有和同龄人相同的智力发育情况，而因为一次麻醉手术，日后的智力发育不及他人——这样的情况能够确定是麻醉"闯的祸"吗？

这也就是上面的第二个问题——如何判断智力发育的差异源于麻醉，而非其他外部因素——第二个研究就变得更加有意思了。

智力发育受到多种因素的影响，其中遗传因素、后天生长环境和教育水平是关键。因此，要排除这些因素的干扰，而单纯判断麻醉的影响，"研究样本"的选择就变得十分重要。

科学家最终选择了一类特殊的人群——双胞胎，而且是其中一个在婴幼儿时期接受了麻醉，而另一个没有麻醉过的双胞胎。双胞胎的遗传基因基本相同，同时生长环境、饮食习惯、教育环境等因素也相差不大。在这个前提下，进一步评估全身麻醉对智力发育的影响，能够更好地排除外部环境和遗传因素的干扰。

这项研究由美国哈佛大学牵头，联手美国多家医院一起开展。他们以双胞胎为基础，评估3岁以前接受疝气手术麻醉的婴幼儿在8~15岁时的智力发育情况。这项研究运用了丰富的智力测量量表，从学习成绩、运动速度、反应能力、视觉空间能力、语言能力、注意力、执行力等多个维度评估神经系统的发育情况，并把接受了麻醉的孩子的测量结果和他们没有经历过麻醉的同胞兄弟姐妹进行比较。

结果发现，这些接受了麻醉的孩子，和他们健康成长的双胞胎相比，在主要的测量指标上都没有差异。这个结果，进一步坚定了麻醉学家对实施全身麻醉的信心。

来到第三个问题——麻醉的次数和时间，会"从量变到质变"地影响智力发育吗？针对这个问题的研究结果就让人喜忧参半了。

为了搞清楚这个问题，研究人员比较了3岁以下儿童在不接受全身麻醉、接受单次全身麻醉、接受多次全身麻醉以后的智力发育情况。

这项研究于21世纪初启动，目前已经跟踪了20余年。在这么长时间的观察中，研究人员发现，3组儿童在8～12岁、15～20岁时的智力没有差异；也就是说，麻醉本身不会对智力产生直接影响。这说明，3岁以前哪怕接受了3次手术麻醉，对智力发育的影响也是微乎其微的。

但研究人员也发现，接受过3次以上麻醉的儿童，在处理问题的速度和精细运动的协调性上比同龄人有轻度下降，有关行为问题的报告次数也略有增加。

这说明，3岁以前接受多次麻醉，尽管在智力上没有产生影响，但在神经系统的其他方面还是产生了差异。这些差异有多大、日后是否还会有其他方面的影响，目前尚未可知。研究人员还在不断跟踪这些孩子的生长发育情况，最终的答案需要等到他们成年后，甚至成长到青年时期的跟踪结果。

尽管现有的结果并没有回答所有问题，但正是这些严格筛选、长时间跟踪的大范围临床研究，让我们对全身麻醉对智力发育的影响有了基本的认识。

从这些繁杂的评估量表、长达十几二十年的研究跟踪中，临床医生有了更加坚定的信心：单次、短时间的全身麻醉，并不会影响孩子的神经系统发育。

　　这个回答中有很多前提，比如单次、短时间。这些源于研究中我们仍然无法确定的因素。正如在第三个研究中，我们观察到超过3次的麻醉经历，的确影响了孩子大脑在部分运动功能中的表现，但至少在绝大多数的单次麻醉中，我们可以有信心地说，麻醉对孩子的智力发育是安全的。

　　这个答案并不完美，却十分重要。

　　有了这些研究和结论作为支撑，我们可以肯定：这个7岁的孩子，手术时间在1～2小时内，麻醉药物对其智力发育的影响微乎其微，可以安全、放心地进行手术麻醉。

　　"现在的研究证据认为单次的小手术麻醉不会影响孩子的智力发育，他的年纪也相对大一些，手术时间不长，不会有什么影响的。"我看着她的眼睛，很坚定地告诉她。

　　"谢谢你，医生。我的孩子拜托你了。"她的整个眼睛通红，眼泪把睫毛粘成一束一束，眼神里充满无助和焦虑。

　　这是我一直想要避免的眼神交流。

闭着眼睛的勇敢

　　回到手术室，静脉针已经打好。孩子并没有哭，打针的护士一个劲地夸他勇敢。我给他把心电、脉氧、血压等监护线路理好，从抽屉里拿出心电图的电极片准备贴在他的胸口。

"我们把被子掀开一下，在胸口贴个小贴纸哦！"我尽可能在每一步动作之前先和他说话，缓解他的不安，但贴上第一个电极片的时候，他的身体微微向另一边躲了一下。

"没事，没事，这个不疼的，就是一个贴纸。"我赶忙跟他解释。我害怕这些细小的动作让他更加害怕，一下子哭出来。

他没说话，眼睛闭得紧紧的。

我接着在他的手指上缠上脉搏血氧饱和度仪，"这个不是针，就是缠上一个橡皮圈，没事的。"我感觉到他的手在微微地发抖。

心电图和指脉氧都接上以后，伴随着他的心跳声，监护仪响起了"嘀——嘀——"的声音。他四处张望，想弄清楚是哪里发出来的声音。

"没关系，接着睡一觉就好了。"我把小儿呼吸面罩放在他的脸上。同事此刻往他手上的静脉针里缓缓推入麻醉药物。我看着他的眼睛逐渐闭上，面罩上析出的水汽能看出他在局促而小心翼翼地呼吸。

"好了，我们准备睡觉了。来，做几次深呼吸。"这是他在进入"深睡"状态之前最后听到的话。

儿科麻醉的药物及成分和成人的差别不大，主要也是镇静药、镇痛药加肌肉松弛药。但与成人不同的是，药物剂量除了要考虑身高、体重，也要考虑体表面积、生长发育水平和营养状况。尽管各类参考书上对于儿科麻醉用药有多重因素的考虑，但时至今日，实际用药剂量却没有一个明确和精准的公式。

　　一个儿科麻醉的真实用药剂量，需要一个有经验的麻醉医生在患儿身边随时观察，随机应变。从基础的体重、身高、体表面积出发，再结合药物进入身体后的心率、血压、呼吸节律的变化而随机调整。

　　如果药物剂量过大，会导致血压、心率呈现断崖式下跌，导致大脑缺氧、心脏被抑制；而剂量过小，则会导致后续麻醉操作过程中的心血管反应增加，甚至出现"麻醉不足"的情况。因而，这个过程就像飞机起飞，麻醉医生要随机应变。

　　好在这个7岁的孩子，生长发育情况基本正常，也没有其他基础疾病需要关注，所以药物进入身体的过程相对平缓。

　　慢慢地，随着麻醉药起效，他的自主呼吸减弱，心率稍有减慢，血压也逐渐下降。我用左手把他的下颌托起，和面罩形成一个封闭的空间，然后右手捏住麻醉机的呼吸球囊，通过感受呼吸球囊的起伏，来辅助呼吸。这是一个相对临界的状态——他的自主呼吸逐渐减弱，随着药物起效，吸气的幅度也逐渐减小。为了维持这个状态下的呼吸，我必须通过麻醉机进行辅助，保证有足够的氧气进入他的身体。

　　当出现吸气的动作时，和面罩连通的呼吸球囊会缩小，右手感应到呼吸球囊的压力变化，于是轻轻一捏，顺着他吸气的动作把氧气"挤"进去，即完成一次辅助通气。随着自主呼吸的逐渐变弱，最终他的呼吸会完全由麻醉机控制，通过设置的呼吸参数，替代他大脑的呼吸中枢。

　　孩子的肺活量小，所以对应的呼吸球囊也很小。我小心翼翼地捏着，同时看着呼吸机上反馈的参数，确保辅助的气体量相对稳定，以免造成肺组织损伤。

　　他的自主呼吸越来越弱，同时我的左手感觉到他的下颌已经放松，这说明麻醉药物已经完全起效，可以进行气管插管的操作。

　　我拿起喉镜，轻轻打开他的嘴巴，让喉镜沿着舌头往下进。我看着喉镜前端的摄像头画面，逐渐将喉镜深入他的咽喉。此时，我看到他完整的声门、两个声带、声带后的气管以及气管下的食管。声门上侧盖着会厌软骨。我轻轻上挑会厌，进一步暴露出其完整的声门和气管入口，右手再从嘴巴插入一根孩子用的气管导管，从声门进入气道。通过这根导管，麻醉机将氧气给入，从而维持术中的呼吸。

　　"轻一点，如果感觉有阻力就换小一号的导管。"带教老师看着屏幕上的气管导管逐渐通过声门提醒道。

　　尽管术前我已经用公式估计过适用于他年纪的导管型号，但在实际操作中因为生长发育水平的差异，实际型号仍然要根据插管时的感受来确定。如果进入声门后感觉阻力大，说明管径太粗，需要更换小一号的导管；如果进入以后发现封闭性不好，说明管径太细，需要换大一号的导管。而在更换的过程中，因为自主呼吸已经完全停滞，所以存在一定的缺氧风险。孩子的氧储备本来就差，而氧耗量相比于成人又更高，所以这个时候的动作要果断而迅速，避免发生缺氧。

　　"拿小一号的，声门下有一点阻力，下不去。"我立即拔出喉镜和导管，重新扣上面罩辅助通气，并让带教老师拿小一号的导管。最终小一号的导管顺利通过声门进入气管，我把气管导管连接上呼吸机。术中他的呼吸就通过这根导管连接到呼吸机来维持。

我调整好麻醉机的参数，调整好静脉麻醉药物的参数，进入麻醉维持阶段，等待手术医生消毒铺单，即开始手术。

儿科麻醉，是一项十分精细的工作。

孩子的生理情况与成人不同，他们对一些麻醉药物的代谢速度比成人快，但另一些药物剂量又要适当减小；孩子的肺组织没有发育完全，呼吸比成人更加难管理。

在维持这些特殊生命体征的基础上，还要特别注意手术过程中的变化——脉氧饱和度不能掉，孩子不能耐受缺氧；代谢率高，能量储备少，术中要补充一定的葡萄糖；孩子的体温调节中枢发育不完善，术中要做好保暖，输液加温，避免低体温……

所以，儿科麻醉是麻醉学专业性很强的亚专科。

在同行看来，儿童医院里面专做儿科麻醉的麻醉医生是一群"强迫症"和"精细狂"。

他们用药精确，剂量还要兼顾身高、体重、体表面积、发育情况；他们的麻醉操作利落，没有多余动作，一气呵成。这背后，是他们对工作和专业苛求完美。但我不是专门的儿科麻醉医生，一个月可能就碰到几个儿科麻醉手术。所以每一次麻醉的前一天晚上，我都要重新翻书确认一些麻醉要点，如药物剂量的公式、呼吸管理、血容量计算、补液公式等。随着手术类型的不同，麻醉的方式和用药方案可能出现调整，因此每一次都有新的收获。

"注意看着液体量，控制好总量，不要太多。"带教老师走的时候嘱咐了一句。耳鼻喉科的医生用显微镜在他的耳朵后手术，在一个不超过4cm的切口里小心翼翼地操作。

耳朵里的胆脂瘤已经填充整个中耳和乳突，手术的目的是将这些胆脂瘤清理掉。但这个孩子的情况已经比较严重，术前检查发现其听小骨已经遭到破坏，听觉受损。手术中要把听小骨一并切除，等待以后二期手术再将人工听小骨植入。

也就是说，这个孩子之后还需要进行一次手术。

而由于手术部位接近身体的平衡器官，做完手术的一段时间可能还有严重的头晕等反应，术后伤口换药时的疼痛、二次手术的创伤、再一次的术后恢复……这些，都是这位7岁孩子将要经历的。

好在麻醉和手术都十分顺利。外科医生开始包扎伤口的时候，我逐步把麻醉药物减量，直至停止所有麻醉药物的输入，准备进入苏醒阶段。

孩子的苏醒，也不是一项轻松的工作。

随着麻醉药物被身体逐渐代谢，他的自主呼吸逐渐恢复，监护屏幕上逐渐开始有了规律的波形。我把麻醉机切换成辅助呼吸模式，进一步判断他的自主呼吸恢复情况。此时，他的眉头又逐渐皱了起来，但双眼仍然紧闭。

过了几分钟，确认他的自主呼吸完全恢复后，我将气管导管缓慢拔出，清理了一下其口腔里的分泌物。他出现轻微的咳嗽，这说明气管的保护性反射也逐渐恢复了。

但我仍然不敢掉以轻心，因为此时他还没度过最大的风险——喉痉挛。

孩子在苏醒拔管期间喉痉挛的发生率远比成人高。喉痉挛发生的时候，喉头的声门完全闭合，气管完全封锁死，虽然自主呼吸还在继续，但声门紧闭，导致空气无法进入气管和肺，从而发生窒息。

尽管为了降低喉痉挛的发生率，儿科麻醉提倡在相对镇静、避免患儿挣扎的情况下拔除气管导管，再逐渐苏醒，但这一风险仍然不能小觑——一旦发生喉痉挛，麻醉医生将变得非常被动，患儿也有生命危险。

拔除气管导管后，我把呼吸面罩放在他的脸上，观察面罩上是否有呼出的水汽——这样说明自主呼吸顺畅、气道通畅。

伴随着一下一下绽开的水汽，他逐渐从麻醉中苏醒过来。

我叫了声他的名字，他先是眉头皱紧，然后双手挣扎，想挣脱开束缚带。

"先别动，我知道你不舒服。把眼睛睁开来，点点头。"

我需要确认他的自主意识恢复情况。

"来，张开嘴巴，咳嗽两声。"

他没有进一步挣扎，眼睛仍然是紧闭的，眼泪从眼角流了下来。他的嘴巴微微张开，刚刚从麻醉中苏醒过来，满脸写着疲惫和虚弱，却没有丝毫的哭闹。

我试着叫他的名字，"XXX，手术做完了。我们等会就回去找妈妈了，好不好？你睁开眼睛，点点头给我看看。"

他把眼睛微微睁开，和我四目相对，头微微地动了一下。

"耳朵后面痛不痛啊？"他没反应，眼睛又重新闭上，眉头微微皱起来。

"我们等下回去找妈妈，好不好？"他的头又微微地动了一下，看起来像在点头。

我把他身上的监护导线拿掉，把心电图的电极片轻轻撕下。

"转到苏醒室，观察一下就送回去。"我把麻醉记录和所有文书整理好放进病历本，和护士一起把他抱上推床，推到苏醒室。

千万个不忍心

到了苏醒室，我将术后的情况和苏醒室的同事交接，填写好交接资料以后再回到他的床边看了看。

"帮我拿个酒精纱布，我给他擦一下脸。"我让护士和我一起把他脸上的消毒液擦干净。

土褐色的碘伏印迹和导管固定胶带留下的白色胶点让他本来白白嫩嫩的小脸显得疲惫、虚弱，连同张开呼吸的嘴巴，看着让人心疼。我小心地把他嘴角周围和脸颊的印迹擦掉，看起来稍微好一点。

"要是就这样回病房，他妈妈看了该多伤心。"我边擦边和护士说着。

毕竟，白白净净的孩子进来，出去时却显得疲惫、虚弱，换了谁，看着都会不忍心。

护士把他的衣服整理好，扣纽扣的时候他逐渐睁开了眼睛。

苏醒室比手术室更加吵闹，周围躺着好几个同样刚刚做完手术的患者正在留观。逐渐恢复过来的他看着周围忙碌的人，听着监护仪"嘀——嘀——"的报警声，开始有点不安。他的头四处转动观察着周围。

"手术做好了，先别动。一会儿就送你回去找你妈妈了，乖。"整理衣服的护士温柔地对他说。他的眼睛又缓缓闭上，眉头皱了起来，好像在等待着什么。

我转身又往手术室走去，准备下一台手术，"可以送回的时候叫我。"我跟护士叮嘱了一句。大概过了20分钟，护士在走廊里喊了一句："小朋友可以送了。"

离开手术室的时候，他的爸爸妈妈、爷爷奶奶都在外面，妈妈和奶奶的眼睛通红，看到孩子出来，赶紧迎上来叫着孩子的名字，但刚刚喊出第一个字的时候，声音就呜咽了。

"他已经醒了。你们叫叫他，和他说说话，别让他睡着了。"我嘱咐他妈妈术后要注意观察。

刚刚麻醉苏醒，麻醉药物在身体中仍然有部分残留，患儿本身也有些嗜睡。如果这个时候睡着，容易发生呼吸抑制，严重的还会发生缺氧和窒息。所以，这个时候需要家属在旁边陪伴着，帮助患者保持清醒。

他的妈妈听我说完，连忙点头说"好的，好的"，然后继续叫他的名字。叫了几声，他眼睛稍微睁开一点，嘴巴一张一合地，应该是叫了声"妈妈"。

声音小得听不见。

他的妈妈看着他张嘴，想把耳朵凑过去仔细听，但刚准备凑过去，又一下子没忍住眼泪，自己往后一退，把爸爸推到孩子面前，躲在后面哭出了声。电梯里的人都没有说话，他的妈妈躲在手足无措的爸爸身后，又想看儿子的脸，又怕自己哭出声而捂着自己的嘴巴。

我低着头，见不得这样的场面。

到了病房的床上，他的妈妈跪在病床边，把嘴巴凑到儿子的耳朵旁，说着"真棒！我的儿子真棒，真勇敢"，眼泪却止不住地从眼角流下来。奶奶站在妈妈的身后，早就泪流满面。爸爸在床尾站着，想做些什么，但又不知该做什么。

我看着他逐渐睁开了眼睛，仍然没有哭，只是轻声地说了句，"妈妈，痛……"他的妈妈忙说"不痛，不痛。妈妈给你吹一下"，然后用手轻轻摸着他耳后厚厚包裹的纱布，用嘴轻轻地往他的耳朵上吹风。

爸爸连忙凑过来，"医生，这种痛会一直这样持续吗？如果一直痛，怎么办啊？"语气中带着担心。

的确，麻醉苏醒以后，随着体内镇痛药物的浓度逐渐下降，手术带来的疼痛会逐渐明显。对于大手术来说，麻醉医生会在术后衔接一个镇痛泵，其中有设置好的逐渐输入的镇痛药物，以缓解术后的急性疼痛。过了48小时，伤口的疼痛逐渐减轻，镇痛泵就能"功成身退"。但这个手术创伤并不大，术后由于搬动、牵拉等原因有疼痛加重的现象，过一段时间就好了，因此也不需要衔接术后的镇痛治疗。

"没事的，刚做完手术会有一点痛，过一会儿就好了。没到需要用药的程度。"我一边说着，一边确认病房监护仪的数据，尽量避免和他爸爸的眼神交汇。

病房里的气氛十分压抑。床尾站着爷爷奶奶，妈妈跪在病床边，身后站着他的爸爸。四个大人围着病床，却不知所措。

我转身离开病房，在电梯口深深叹了口气，既是感慨这个孩子经历的痛苦，也感慨孩子经过这次手术，至少疾病得到治疗，免除了今后更长时间的痛苦。

我低头走进电梯，回到手术室准备进行下一台手术。

每一台儿科麻醉，可能都有这种复杂的情绪在里面。

一边心疼这个幼小的生命所经历的痛苦，一边又庆幸也许在这一次手术之后，他可以重新开始健康成长。

很多次，在把气管导管从孩子的嘴巴里拔出来时，看着他们逐渐恢复的呼吸，水灵的眼睛，还有可能缺了一两颗牙齿的嘴巴。

很多次，我和同事感慨道，也许在这一个手术之后，他又可以回到他的同学、朋友中间，去跑、去跳、去操场和他的朋友打闹，在课堂上和后座的同学递纸条。

或许两三年以后，他会逐渐忘掉在这个手术室里的记忆，忘掉监护仪的"嘀——嘀——"声；他会在球场上奔跑，去参加课后训练，去烦恼期末考试的成绩和做不完的作业。

我所经历的儿科麻醉，是辛苦却充满张力的工作。

面对幼小的生命，我知道即使此刻他要经历一阵痛苦与难受，但在绝大多数情况下，他的前方仍有一个未来可期的人生。

这短暂的数小时中不断跳动的心跳声，也会一直跳到他五年、十年、二十年、五十年以后。而那之后的每一次心跳，都会带着他孩童时期所经历过的痛苦，妈妈的眼泪，爸爸的不知所措，以及爷爷奶奶、外公外婆的千万个不忍心。

麻醉会影响孩子的智力发育吗？

科学还没有给出一个完整的答案。

但我看到，每一个经历麻醉以后苏醒的孩子，当气管导管拔出的时候，他们的呼吸都比之前更加深刻而有力。

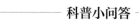

科普小问答

① 麻醉会影响婴幼儿的智力发育吗？

目前来自全世界的研究认为，3岁以下儿童，进行单次、短时间（1小时左右）的手术麻醉，不会影响未来的智力发育情况；多次（大于等于3次）手术可能会对儿童未来的某些神经系统表现产生轻度影响。

对于严重影响婴幼儿生命健康和生长发育的疾病，不能因为麻醉对神经系统的影响而拖延疾病的治疗；对于有相对时间限制的限期手术麻醉，应和麻醉医生一起，谨慎评估手术风险和收益，以得到最佳治疗方案。

②　儿童能够使用镇痛药吗？会不会影响智力发育？

麻醉性镇痛药是短时间内抑制手术创伤和疼痛的药物，在体内有明确的代谢途径，在合理使用、加强监测的情况下是安全、可靠且不会影响儿童智力发育的。相反，若镇痛不足，反而容易增加术后慢性疼痛、焦虑、应激等并发症的发生率，显著延长康复时间，甚至带来后续心理疾病。因此，科学、合理地使用镇痛药对儿童来说是安全且必要的。

③　儿科麻醉中麻醉药物的剂量是如何确定的？

大多数适用于儿科的麻醉药物均在上市之前提供了建议的使用剂量，这个剂量主要根据体重、身高和生长发育情况得出。对于特别小的婴幼儿，麻醉药物的剂量还要考虑体表面积来避免药物分布情况带来的剂量差异。

除此之外，儿童的营养状况、基础代谢率、原发疾病（例如某些遗传病等）也可影响麻醉药物在体内的代谢，需要麻醉医生综合考虑，最终确定合适的麻醉剂量。

因此，儿科麻醉的用药剂量需要麻醉医生基于多方面因素综合判断，同时结合给药以后呼吸系统、循环系统的变化来动态调整，术中也需要根据生命体征的变化改变麻醉药物的剂量来调整麻醉深度。

3.

把全身的血液换了两遍

　　手术遭遇大出血，生命体征一团糟，外科医生和麻醉医生都碰上了难关。监护仪的报警声突然响起，我慌乱地寻求帮助："师父，血压要撑不住了。"

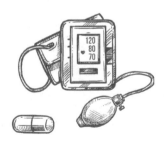

2017年的夏天，刚刚进入研究生二年级的我被老总安排到普外科麻醉轮转。

相比于骨科或者神经外科麻醉，普外科麻醉算是个"轻松活"。

做骨科手术麻醉除了要忍受手术中锤子、钉子、电钻等噪声，还要时不时躲到铅板后面等骨科医生术中用X线透视螺钉的位置。

神经外科手术则经常一台手术做一天，有的时候因为手术医生碰到了大脑的某个区域，血压、心率突然来个过山车式变化，随时都要准备紧急处理。

这些让人"折腾"的因素，对要跟一整天手术的麻醉医生来说，都会额外增加术中的"不愉悦体验"，一个一个的"不愉悦体验"累积起来，就是麻醉医生经常会抱怨的"崩溃的一天"。

但普外科手术则不同。普外科的患者大多不用在麻醉后摆出复杂的手术体位，麻醉和手术都是在平躺的状态下进行。麻醉医生可以把复杂的监护仪线路、输液管道整理得井井有条。

普外科的手术术式也更加标准：哪种手术类型、分离什么器官、切除哪些部位都有相对明确的规则参考，手术时间也更加好估计。普外科手术术中一般比较平稳，没有需要特别处理的神经反射，也不会触碰让麻醉医生有戒备心理的器官——大脑、心脏、肺。

但是，普外科麻醉又不能一概而论。普外科的手术类型很多，从甲状腺、乳腺，到肝胆胰脾、大肠小肠，甚至是腹部的大血管，统统都是普外科的手术范围，所以普外科麻醉又是难度跨越最大的麻醉亚专科。

简单的甲状腺、乳腺手术，手术时间短，患者又大多年轻、没有什么基础疾病，1个多小时的手术做下来，麻醉基本上没有什么风浪，是麻醉专业实习医生的"入门课程"。

困难的胰十二指肠切除术或者嗜铬细胞瘤切除术则是麻醉医生的"噩梦"。前者是普外科切除范围最大的手术类型，手术时间长、术中出血和突发情况都有可能出现，一会儿要处理出血过多引起的血压降低，一会儿要处理手术牵拉器官引起的神经反射，最考验麻醉医生知识的全面性；后者的切除范围虽然小得多，只是肾脏上面一个小小的"肿瘤"，但因为这种肿瘤可以分泌肾上腺激素而引起剧烈的血压变化，导致术中血压一会儿"冲上云霄"到200mmHg，甚至300mmHg，一会儿又掉到几十mmHg。这些剧烈的变化，都需要麻醉医生采取不同的紧急处理措施：使用什么药物、使用多少剂量，常常需要在1分钟甚至半分钟内做出决定，最考验麻醉医生的临场应变能力。

这些手术，常常留给已经规培了2～3年的住院医师负责，上面还有一个资深教授负责在关键的时候进行指导判断。

从麻醉诱导到麻醉维持

对于研究生二年级的我，老总自然不会让我做甲状腺、乳腺这种简单的手术。用他的话说，"娴熟而好用的劳动力"一定要用在刀刃上！于是，我不出意外地一个月都负责胰腺手术麻醉。

那天下了班，我照常去病房访视第二天要做手术的患者——特别是最后一台手术，一个胰腺癌的患者要做胰十二指肠切除术。

在病房看到的是一个60多岁的老爷子，平时有高血压、糖尿病，要吃药控制。心脏和肺部没有什么特殊情况，平时生活也能自理，这次是因为肚子疼来医院看病，做CT检查发现胰头部位有一个肿瘤样的东西，经过进一步检查考虑是恶性，这才住院准备手术。

了解病情以后，我找到他的儿子准备麻醉前谈话签字。

"老爷子的身体情况，我大概了解了。明天的手术比较大，对他的身体来说是一个比较大的创伤。有些风险，我需要跟你谈一下。"我用严肃的语气对他儿子说。

"对我们麻醉来说，主要是出血风险比较大，因为手术切除范围大，加上这个部位有很多血管，手术过程中可能会因为血管破损导致大出血，出现低血压、心律失常，甚至有心脏停搏的可能。"我照着麻醉知情同意书上的字讲给他听，特意把"低血压、心律失常甚至心脏停搏"强调出来。

"会这么严重吗？那这个手术还能做？"他的儿子被我说得一

时间不知所措。

其实从我的角度来说，风险并没有说得这么大。低血压可能会发生，但心脏停搏属于小概率事件，只有在出血十分严重，或者出现罕见的状况时才可能发生。而这位老爷子平时血压、血糖都控制得不错，心脏也没什么大问题，总体风险并不大。但在风险谈话的时候，即使是罕见的情况也总要谈到，一是让患者家属有个心理准备；二是作为医生，也确实无法预知罕见情况会在哪一时刻发生。用我师父的话说，"可能你做一辈子麻醉都没有发生，可能在你刚进手术室的时候就发生了"。

每每谈到这种严重而罕见的风险，我又会重新唱一下"红脸"："主要还是告知风险，但发生的概率比较低。老爷子身体情况还可以，应该没什么问题。"他的儿子这才把同意书拿过去签字。

第二天再见到这位老爷子的时候，他已经戴上手术帽，躺在病床上被推进手术室。护士熟练地把各类束缚带、加温毯布置好，在老爷子的手臂上打好静脉针，以便后面麻醉药物通过这个管道输入血管。

我在他同一侧手腕的动脉上置入一根套管针，摸着他手腕的桡动脉进针，看到回血，然后缓慢地把针芯退出、把套管置入。老爷子轻声说了句："哎哟，这一针可痛多了。"

相比于护士的静脉针，动脉的位置更深，也被更多神经包裹。在动脉中穿刺置管，的确比静脉针痛得多。但这根"针"又十分重要，这个套管留置在动脉中，连接上传感器，就可以实时监测患者的动脉血压，相比于传统的袖带血压计，能更快地反映血压变化，也方便我根据实时的血压进行调控处理。

准备好一切，我的上级医生也来到手术室。

"师父，没啥特殊的。糖尿病、高血压控制得不错，其他无特殊。"我简单汇报了一下患者的基本情况。

"师父"这个称呼是我给侯教授的专有称呼。用我自己的话说，他是从我实习期间到研究生轮转一直教我的带教老师。

某一次手术过程中他问了我一个问题，我没答上来，他笑了笑说："这个问题都不知道，那出去了，可不要说是我这个师父带出来的。"

于是，"师父"这个称呼就这样叫上了。

这已经是今天的第四台手术，师父也明显疲惫了些，进来没多说什么，拿起静脉麻醉药准备开始。

随着师父把麻醉药物逐渐推入静脉血管，我把氧气面罩扣在老爷子的面部辅助他呼吸。在确认麻醉药物充分起效，自主呼吸也被药物完全抑制以后，我熟练地进行气管插管，再把气管导管和麻醉机进行连接——这样，患者在麻醉状态下的呼吸就由麻醉机来支持，吸入性麻醉药物也随着麻醉机的通气而进入患者肺部，弥散进血液，进而发挥麻醉维持的效果。

这段时间是麻醉医生最紧张的时刻。

把患者从苏醒状态转为麻醉状态的过程，专业术语叫作"诱导"。这段时间，患者会失去自主意识，自主呼吸会被药物阻断，身体各种保护性的神经反射会被药物抑制，血压、心率也会出现一定程度的降低——换句话说，麻醉以后的患者完全失去自我保护能力，连长久进化而来的保护性神经反射也大部分丧失，全靠麻醉医生通过各种药物进行调控，保证患者生命体征的平稳。

麻醉医生常把这个过程比作"飞机起飞"。因为患者的生理状态出现巨大改变，这段时间也常常出现各种各样的突发情况——过敏、低血压、心律失常……如不及时处理，可能产生致命的危险。

好在这一台麻醉在诱导过程中没有出什么问题，血压有轻微的降低，心率没太大变化，连接呼吸机以后，呼吸系统的各项参数也正常。这是一次成功的"起飞"，接下来就让患者进入"麻醉维持期"。

师父把静脉麻醉药连接好注射泵，伴随着吸入麻醉药通过肺部维持麻醉效果，静脉中也在持续输入麻醉药物。这些药物一同起效，使患者始终处于平稳的麻醉维持状态。

紧接着我洗手消毒，在老爷子的脖子右侧穿刺置入一根中心静脉导管。这根导管直接放在颈部的颈内静脉中，连通上腔静脉并直通心脏。之所以要放置这样一根输液导管，是为了在大出血或者突发情况时，能够通过这根输液导管快速向心脏输血输液，补充丢失的血容量，避免因为回流到心脏的血液不足，影响血压和心脏功能。同时，这条管路也能让众多调控生命体征的药物第一时间回流到心脏，进而由心脏快速泵出到全身而发挥作用。换句话说，这是在紧急情况突发时要使用的"生命通道"。

把中心静脉导管固定好，我又拿着超声仪，给老爷子的腹部进行神经阻滞。考虑到这台手术的切口很长，为了减轻术后切口处的疼痛，麻醉医生会通过超声定位，对腹壁上的一些神经主干进行麻醉，通过药物阻断这些神经传导疼痛，从而实现更好的术后镇痛效果。

完成以上所有操作时，距离麻醉开始已经过去1小时。所有这些操作都只有一个共同的目的——保证舒适，保证安全。

神经阻滞、镇痛药物、镇静催眠，都是为了在经历手术这个巨大创伤时，患者不会有任何疼痛和不适感。1846年的第一例公开实施的乙醚麻醉手术掀开了现代麻醉学的帷幕。

从那一天起，科学战胜了疼痛。

而中心静脉导管、动脉血压监测、心功能监测等手段，都是为了保证在大手术过程中，即使患者处于没有自主保护的麻醉状态，麻醉医生也能确保患者的安全。经历了"开膛破肚"般的手术操作，患者仍然能在术中保持平稳的生命体征，全凭麻醉医生的细心照料。

"止血钳！"

所有准备已经就绪，我把所有监护仪器数据调试好，在电脑前坐下来，一边看着监护仪的数据，一边在电脑上填写术中信息。后背已经渗出一层汗。

师父这个时候去了另一个手术房间，作为一名上级医生，他每天要带着2~3名住院医生，管理2~3个手术房间的手术。忙好我这边，师父会去另一边看看手术的进展，也可能调整下麻醉深度，或者给带教的医生讲讲注意事项。

但这个讲解可不是"听老师讲一会儿课"这么简单，绝大多数时候，师父都会问起相关的理论知识，这就和病房里查房的时候上级医生把下级医生问"懵"的情况一样，整个手术室的人都看着你被问到哑口无言，这实在不是什么愉悦的体验。

我的心里庆幸今天完美错过"提问环节"。

与此同时，外科医生像往常一样给患者皮肤消毒、铺上无菌手术单，3名外科医生一起把手术台上的各种管路、线路和器械准备好，进一步确认手术切口位置。

"麻醉医生，我们准备开始。"外科医生在一切就绪，准备划皮之前会再一次和我确认。

"开始吧。"我看了一眼监护仪数据，视线又重新回到电脑屏幕上——把麻醉完成的情况和数据记录都弄好以后，我把凳子重新调整好，换了一个更加舒服的坐姿。

从麻醉平稳到手术切皮这段时间，我的工作能稍微放松一些。我会靠着墙找一个舒服的坐姿，看着监护仪的变化，再优化一下麻醉深度，享受这短暂的"清闲"。因为在外科医生进入腹腔内部分离器官、离断血管神经等各种"折腾"以前的这段时间，患者的生命体征会相对平稳，外科操作也比较机械，所以这段时间里，我偶尔也会和外科医生聊聊最近手术室的"八卦"。

　　"八卦"开始的信号是切皮的时候，电刀切割皮下脂肪时产生的烧焦的味道。这个味道和平时烤肉的味道差不多，如果肚子饿的时候闻到，甚至可能食欲大起。这个时候，手术室里只有手术的第一助手（简称"一助"）、第二助手（简称"二助"）、麻醉医生和2名手术护士。年纪相仿的大家总能找到最近手术室的流行话题——"XXX最近谈恋爱了，对象是XXX科的""XXX又发了篇论文，还是国际顶尖的学术期刊""人家男朋友优秀啊，就是隔壁院士科室的，当年博士毕业留院第一名"……别看手术室就几十个手术间，就算是1个月不出手术室，偌大的医院有哪些新闻八卦，在手术室都能听到，有的时候甚至能听到些"内幕信息"。

　　而"八卦"终止的信号是主刀医生洗手上台，这意味着前期切皮等准备工作已经就绪，外科教授准备上台开始关键部位的专业技术操作了。

　　这个时候谁也不敢乱说话，如果不是教授主动问起，大家都埋头做自己的工作——器械护士目不转睛地盯着手术区域，随时准备传递不同的手术器械，甚至在一些关键时候，她要根据手术的情况提前判断医生下一步需要什么器械，在关键时候直接递过去，形成"无声的默契"；台下护士忙着记录手术信息，核对手术器械、耗材的使用量，多少根针、多少块纱布、多少把钳子，这些数字全凭她细致入微的记录和统计；2名手术助手则分别担负着拉钩、辅助等工作；年资低的外科医生负责把腹壁拉开，让手术视野更加开阔；年资高一点的外科医生则拿着吸引器，负责把手术出血或者电刀切割产生的焦烟吸走；而年资最高的外科医生（一助），才可以站在教授的正对面，配合教授的每一步操作——因为多年培养出的默契，主刀教授和一助常常不需要语言或者眼神沟通。一助光看到教授的动作，就能知道接下来如何缝合、打结，下一步如何操作。

所以，外科医生的成长史，也是一个从"拉钩小弟"变成"打结小哥"，最后成长为"主刀大佬"的过程。

但此时，已经完成3台手术，工作时间超过8小时的我，实在没有心思看他们行云流水的手术操作。我背靠着手术室的墙壁，左边靠着电脑机箱，头斜倚着墙，让眼睛正好对着监护仪和麻醉机的屏幕——这个姿势让我在第一时间看到所有生命体征参数的同时，也能充分放松。

如果手术过程中没有什么大的波动，我可以一直维持这个相对放松的状态。

手术大约进行到1.5小时的时候，主刀医生突然说了句："别急。"

我看向手术台，主刀教授皱了皱眉头，一助继续埋头操作。我又看了眼监护仪的参数，没什么变化，也就没太在意。这种术中的小插曲，大概是因为一助的操作有些着急，没有配合好，或者碰到手术视野狭窄的时候，有一些多余的动作遮挡了主刀教授的视野，偶尔一两声抱怨很正常。

如果碰上主刀教授心情好，这个时候他可能还会进一步解释这里的手术操作配合，给助手们讲解这里的解剖结构、操作要点：为什么刚刚的操作是过于着急了，这个部位最关键的操作是要解决什么问题，要避免损伤哪些结构或者血管……

但很显然，在一声"别急"以后，手术台又重回沉默。

从我的经验来说，手术室的氛围太过安静并不是什么好事。

这种情况只有2种可能：要么是整组医生都上了一天手术，到最后一台的时候体力透支得厉害，谁也没有手术以外的力气闲聊；要么是手术复杂、难度大，或者切开以后发现里面的情况不乐观，大家都谨小慎微地做着，也就没人有工夫聊天了。

此时，大概2种情况都占了——已经连续完成3台同等大小的手术，到第四台的时候大家明显疲惫了；而从主刀教授从一开始到现在都沉默不语的情况来看，打开腹部以后，里面的情况应该也不是那么简单。

就在我还在想着估计这台手术的时间会比较久的时候，余光看到一个血柱从腹腔喷到手术单上，并听到主刀教授嘴里立马喊出"止血钳"。

这种程度的出血，大概率是弄破了一根小动脉，钳扎到位的情况下并不是太要紧的事，做好结扎缝合，后续手术正常开展。但此时的情况却不太对劲：主刀教授和一助继续一声不吭地低头操作，吸引器中不断吸引出鲜红的血液；器械护士死死盯着局限的手术部位，双手明显放在了止血钳的位置，随时准备递过去。

本能告诉我，这不是什么好事情。

我看了看监护仪的血压和心率，情况还算稳定，但短短5分钟引流瓶中就多出来接近500mL的血液，吸引器还在不断地吸引，还有主刀教授逐渐收紧的眉头都让我意识到，情况并没有明显好转。尽管此时的血压参数还相对稳定，但我已经加快通过中心静脉导管输液的速度——经验告诉我，血压往下掉是分分钟的事。

十几分钟以后，引流瓶中的血液接近800mL，开到最大的静脉输液速度并没有起到应有的作用，患者的心率开始加快，氧饱和度曲线开始漂移，最为直观的数据是心排量监测仪提示回心血量不足。

没错，我担心的事情发生了——大出血。

"没事，你们接着开。"

在麻醉医生惧怕的众多术中突发情况中，大出血是出现频率最高，同时危急程度也是靠前的。不论是哪个部位的手术，当术中操作弄破了某根血管，特别是压力大的动脉时，快速流出的血液会迅速覆盖局限的手术视野，造成止血困难。此时如果不能及时钳夹住出血的血管，血液的流失会造成全身循环血量降低。

出血以后的反应，先是回流到心脏的血液迅速减少，导致心脏泵出的血液也跟着下降。

心脏本身有很好的代偿作用。当泵出的血液减少时，心脏可以通过神经反射主动地加快心率，使得单位时间内泵出的血液总量相对稳定，从而支持全身的血供。但因为每次泵出的血液的绝对量降低，每次泵出不能产生足够的压力，所以直接导致血压下降。

此时患者的血压从原本的132/67mmHg，下降到88/43mmHg；心率也从原本的68次/min，上升到96次/min。

而此时我的心率也到了90多次/min。

我让护士赶紧通知血库申请提血，再通过手术室电话给师父汇报出血情况。

我进一步放开输液速度，同时从管道中给入了血管活性药物来维持血压——这种药物可以收缩大多数血管，就像在水压变小时把水管捆扎一圈，这样压力能恢复一些，血流才能流到更远的地方去。

我尽可能稳定血压的同时，患者出血的情况似乎并没有好转。引流瓶里的血液又多了500mL，达到1 300mL。助手在不断地吸引手术区域的出血并把纱布塞入手术部位，在纱布按压住出血区域后，主刀教授再逐步寻找出血点，尝试用止血钳钳夹。

放开输液速度、应用血管活性药物，都不能很好地纠正血压降低。但如果低血压时间长，会影响主要器官的血供。于是，我开始把加压输液袋装好并加压——这个装置能让输液以更快的速度流入中心静脉，以补充回心血量。

此时的我，就像在给一个打开了出水口的泳池注水——为了让总体的水量稳定，输液的速度要尽可能快，这样才能保证重要器官的灌注和血供，否则，像大脑、肾脏这种对低血压敏感的器官，很容易因为血供不足而出现功能障碍，导致术后出现器官损伤等并发症。

没过多久，护士从血库拿回1 200mL的红细胞悬液和800mL血浆，师父也一同到达手术室。我熟练地组装输血管道，师父开始调整血管活性药的剂量。手术室没有人说话，大家都在默契地做着各自的事情，只有监护仪发出的"嘀——嘀——"声和吸引器不断吸引血液的声音。

2 000mL的成分血，红细胞和血浆起的作用却不一样。

普通人捐献的一份血液，可以通过离心分离成一份血浆和一份红细胞。红细胞的输入，增加了血液运输氧气的能力，这对于贫血的患者至关重要。而血浆主要增加血液中的非细胞成分，可以促进身体中多余的液体重新回到血管，改善血容量不足和水肿。

为了最大限度地使用血液，根据不同的治疗需求，红细胞和血浆常常分开使用。但面对这样一个大出血的患者，红细胞的作用更加重要——因为血浆不足，尚可以通过人工胶体进行替代，但红细胞的不足只能通过输血来解决。此时的这1 200mL红细胞，配合血浆和人工液体的补充，等效于约2 700mL全血的输入，意义重大。

但此时手术台上的出血并没有止住。出血接近2 500mL的时候，我开放了两路加压通道来进行输血输液，加上原本手臂上的静脉通道，一共有三条管道在源源不断地给这个"泳池""注水"。但即使这样，监护仪还是不断提示回心血量不足，血压值也在持续报警。

维持血压的血管活性药物剂量已经很大，麻醉深度也经过调整以避免麻醉药物对心脏和血压可能产生的影响，但所有这些处理都收效甚微。

主刀医生大概瞥到了我和师父的忙碌，但他无暇抬头看监护仪的数据，低头问了一句："血压多少了？"

"90/45mmHg，在加压输血。"我回答道。

"没事，你们接着开。"师父说完，手术室重回宁静。

如果是别的部位出血，找到出血的位置并不难，有经验的外科医生能很快定位并钳夹到位。但这台胰腺癌手术的位置，恰好是胰头肝门部。这个部位的解剖结构复杂，位置深，动脉血管的走行复杂，且分支和位置在个体之间的差异大，没有通用的样板可以参考，只能一步步地分离，慢慢地操作。

在这不及手掌心大小的区域，血管、胆管、十二指肠、神经错综复杂，中间还填充着脂肪组织。即使是有经验的外科医生，在这个区域做手术也犹如在针尖上跳舞，一不小心便是一个重要动脉的断裂。

血管一旦断裂，喷涌而出的血液会直接覆盖住手术视野，让原本狭小的手术区域满眼都是红色，看不清任何结构。

下不去手就止不住血，下手有偏差就会造成更进一步的出血，与其说这是考验外科医生的手术技术，不如说这是在考验他的心理素质。

我已经用最快的速度输血补液，同时带着大剂量的升压药来维持患者的生命体征。

维持住血压，才能保证重要器官的血液灌注，避免器官因为缺血而出现损伤；但在此时心率接近100次/min的情况下维持过高的血压，又会给心脏带来额外的负荷。

对于一位60多岁，又长期高血压、糖尿病的患者来说，可以预见的是，供给心脏的几支冠状动脉大概率有一定程度的狭窄和粥样硬化，这是"三高"患者最容易出现的血管病变。

心脏的血供，来源于心脏舒张、血液回流的时候，血液通过冠状动脉输送给心肌，保证心肌的营养和氧气。但此时接近100次/min的心率和显著降低的回心血量，导致心脏舒张的时间显著缩短，输送到冠状动脉的血液量也明显下降。换句话说，给心脏自身供血的血液量已经显著下降。

这个时候如果过度收缩血管来升高血压，导致心脏泵血的阻力增加，会进一步增加心肌的负担。这就像让一台已经超负荷运转的发动机进一步提高输出功率，风险可想而知。

血压不能太高，也不能太低，同时要尽可能考虑降低心脏负荷。可见，麻醉，也是两难的境地。

但我没有时间考虑这么多。

手术进行了3小时，尽管吸引器中吸引出的血液在逐渐减少，但我担心地看到，从手术位置不断拿出的纱布浸满血液，拿出来一块随即又塞进去一块新的。这个时候，主刀医生也没有再拿止血钳钳夹止血，而是改用电刀。在纱布按压的部位，稍微挪开一点，看到一个渗血点时，用电刀电凝止血。这是针对微小血管的止血办法。通过电刀的烧灼，使局部血管和组织出现坏死凝集，进而把血管开口堵死，达到止血的目的。

正因为要一点一点地移开纱布，然后点对点地电凝，所以需要极强的耐心和细心。

但在这个过程中，出血并没有停止——创面广泛的微小出血点还在不断地往外渗血，按压的纱布浸湿了又换，台下护士不断地补充新的纱布垫到手术台上。

"问问血库能不能再给点血，这个患者可能还会再出血。"主刀医生给台下护士下了口头医嘱，台下护士看向师父，师父点了点头。

"看还能拿多少吧。"师父的语气有些无奈。

真的没有血了

大手术前都会进行备血，目的就是防止术中出现突发情况需要紧急用血时，血库不能及时发放配型好的血液。

但血液是稀缺资源。一台手术的手术备血是1 000mL，理论上血库只能给1 000mL，多出的部分只能从急诊用血中抽调。碰到术中突发情况，血库会允许给一部分超额用血来满足术中的需求，但一般不会允许给太多，否则在应对其他紧急用血需求时，血库会变得非常被动。

而肿瘤手术中更容易出现"血荒"。因为如果是普通的骨科等手术，手术出血可以通过吸引器被收集起来，经过一台专门的机器清洗分离，重新获得血液成分，这在临床上叫作"自体血回输"。但肿瘤手术的操作涉及肿瘤组织，血液中会混杂有肿瘤细胞，如果进行自体血回输，有可能造成肿瘤细胞在全身的播散，增加肿瘤转移的风险，因此肿瘤手术的出血无法重新利用，只能靠血库。

"血库说再给1 000mL，但后面就没有了，并且后续需要医生去把备血补上。"护士从电话中得知血库的回复，在电话边跟主刀医生说。

"都拿过来。"师父没等主刀医生回复就对护士说。紧接着，台下护士马上准备提血的申请单和箱子准备去血库提血。

"侯教授啊，渗血有点多。你看要不要用止血药。"主刀医生仍旧没有抬头，但语气中也带着一点无奈。

大出血过后，伴随着血液的大量流失，血液中负责凝血的血小板和凝血因子也大量流失。尽管可以输血，但现在的成分血制品中，红细胞悬液和血浆中的凝血成分要么被分离，要么因为冻存等问题失活殆尽。

尽管不断地输血可以补充血液中的红细胞和血浆，但凝血因子和血小板却无法即时补充，血液的凝血能力会显著下降。凝血不行，即使是再精细的外科操作也会造成出血；而更可怕的是凝血系统崩溃以后，会出现外科无法解决的广泛渗血问题，那是每一个外科医生的噩梦。

要解决术中的凝血问题，理论上最理想的纠正凝血的药物是"新鲜冰冻血浆"。这是从刚刚采集的血液中直接分离，且没有经过长时间冷冻的血浆制品，其中保留有全套的凝血因子和血小板成分，能够很好地纠正凝血障碍。

但从上学的时候学到这个名词，到实际工作多年以后，"新鲜冰冻血浆"仍然只是停留在我书本上的名词，在现实工作中并没有真实见到过。这是因为这种血制品要求采集血液以后在6小时内迅速分离并冻存，保质期短，超期后其中的凝血因子逐渐失活，变成普通的冰冻血浆。同时，这种血制品因为保留的成分更多，使用条件更加苛刻，输血引起的相关并发症的发生率也更高，临床上使用的机会少，血库也就不会随时准备。

我看师父对止血药的问题没反应，就准备去药箱拿止血药往静脉里推，但师父突然拉住了我，转头对主刀医生说："你好好开刀，应止尽止。其他的，你甭瞎操心。"师父回复的口气甚至略带玩笑，给紧张的手术室气氛带来了一丝缓解。

"师父，这么多库存血的输入，患者本身基础情况也一般，渗血这么严重，要用凝血酶吗？我担心这样下去会不会……"我在师父身后轻轻地问了一声。

没问出来的词是"DIC"（弥散性血管内凝血）。

我的猜测并非空穴来风。

DIC是一种非常严重的凝血障碍，在出血过多或者中毒等情况下，因为血液中凝血系统被持续激活，导致血液在微小血管中瘀滞而出现大量微型血栓。一方面，这些微型血栓耗竭了身体仅有的凝血因子，同时导致身体溶解血栓的系统被大量激活，让血液基本失去凝血的功能，身体各个部位开始出现渗血；另一方面，微小血管的堵塞也会导致循环崩溃，最终患者出现严重的多器官功能衰竭而死亡。

师父并没有直接回答我的问题，反倒是把我拉到一边，说："你今天回去以后好好查查，大出血以后应用凝血酶到底有没有用，都有哪些临床证据和研究，国际指南里又是怎么写的。明天早上，你告诉我答案。"

师父说完，冷静地看着我的眼睛又说："做麻醉医生先要具备的素质就是遇事不慌，不要见风就是雨。永远不要丢掉独立思考的能力。"

的确，大出血的突发情况，让我一下子神经紧张。看着止不住的出血、艰难维持的血压，我变得越来越急躁、焦虑，做决策的时候缺乏足够的理性。而师父此时则是镇静地站在手术床的床头，双手交叉看着监护仪的数据变化，时不时调整下药物剂量和输血速度——看起来像一根定海神针一样镇住了全场。

这大概就是年轻麻醉医生和资深麻醉教授的区别吧。

过了一会儿，师父离开手术室几分钟又回来，刚进来就对台下说："你去和血库说，我给他们李主任打过电话了，要20个单位的冷沉淀，再加1 000mL的血浆和1 000mL的红细胞悬液，都提来。"

我站在师父身后，看到这个男人仿佛在发光！

尽管没有新鲜冰冻血浆这种最佳的选择，但冷沉淀也有很多凝血因子和纤维蛋白原，能够补充大量失血以后引起的凝血障碍，相比于止血药，可有用多了。而此时还能要来接近2 000mL的血浆和红细胞悬液，对于患者的术中安全意义重大！

可能是师父和血库的主任讲明了情况的紧迫性，也可能是因为深夜打电话给血库要血，血库也知道情况的确非比寻常。这背后能要来血的真正原因我并不清楚，但当师父说完这句话，原本一直低着头的主刀医生惊讶地抬了抬头，随即又低头继续操作，感激地说了一句："谢谢你，侯教授。"

麻醉医生的难关

随着一批又一批血制品的输入，加上血管活性药物的维持，患者的血压逐渐平稳，心率也慢慢降了下来。手术进行到4小时的时候，出血逐渐减少，主刀医生的眉头终于稍微展开了些，额头的汗已经浸湿手术帽。

如果说顺利止血意味着外科医生渡过了难关，那么大出血以后，麻醉医生的难关才刚刚开始。

我从术前手腕处的动脉置管中抽出了3mL的动脉血，拿到手术室的血气分析仪中检测，机器报告的常规数值中，没有一个在正常范围内，其中血液的pH值甚至降到7.22，血液乳酸含量高达2.66mol/L。这个数据说明，大出血过后，身体的"内环境"出现明显紊乱。在临床上，我们把这叫作"代谢性酸中毒"。

这是因为长时间低血压所带来的组织器官血液灌注不足，很多得不到血液灌注的组织和细胞，因为得不到氧气，只能被迫选择无氧代谢。在无氧代谢过程中会产生大量乳酸。当血压逐渐上升，这些原本没有足够血液灌注的组织重新得到血液时，微血管和组织中的大量乳酸被分泌到血液中，导致血液的pH值逐渐下降。

血液pH值的下降会带来一系列问题，血钠、血镁、血钙、血氯、血钾等血液中电解质成分都会发生变化，其中最为严重的是血钾。

血钾过高会导致心脏停搏，血钾过低又会引起心律失常。这些变化对于刚刚经历大出血，心脏负荷还十分沉重的老爷子来说，都可能是致命的。

而因为血液的pH值下降和大量升压药的应用，血管本身的收缩能力急剧下降，微血管大多处于松弛、疲软的状态。尽管升压药的剂量非常大，起到的效果却很小。

此时此刻，面对患者身体内部一团乱的酸碱平衡，我必须在纠正酸血症的同时维持住血压和其他生命体征的平稳。除了看监护仪的实时数据，还要每隔一会儿取几毫升动脉血检测血液中电解质和pH值的变化。

外科的难关过去了，我的难关却丝毫没有停止的意思。

在最后一遍确认切除范围和止血情况后，主刀医生又嘱咐了几句后续的事情。正在调整输液药物的我没有听清他说什么，但看到他脱下手术衣和手套后深深地叹了口气。他手术衣下洗手服的后背和裤头，全部被汗水浸湿。

走出手术室之前，他叮嘱了一声"关腹前再检查一遍"，然后走出手术室。

随着患者生命体征的平稳，师父叮嘱了我一句，"最后查一个血气分析，看下内环境情况"，然后转身走出手术室。

此时，距离手术开始，接近6小时。

我给ICU（重症监护室）打去电话，通知有一个大出血的患者术后要转过去，提醒需要提前准备的药物和设备，顺带问了一声："今天谁值班？"

"你石老师我，你可真是会给我找活。"电话对面深深地叹了一口气。

我笑了声，"大出血'捞'回来的。有石老师在，我就放心了，嘿嘿。"

外科医生在最后检查一遍以后，准备关腹、缝皮。我看了看引流瓶和浸满血液的纱布，粗略估计整台手术的出血接近6 000mL。而床边满满当当堆起来的输血袋也告诉我，我们几乎把患者全身的血液换了两遍。

随着患者血压逐渐平稳，他的心率也慢慢降下来。外科最后缝皮的时候，我正从血管中抽最后一次血气分析的血样。我想看看经过我1个多小时的干预治疗，患者身体的"内环境"有没有好转。

就在准备让护士送去检验的时候，我恍惚间好像看到监护仪上心电图的波动。

"那是，室早……吗？"我心里嘀咕着，转头死死盯着监护仪的心电图波形，生怕错过下一次出现的波形异常。

我担心的异常波形是室早，又叫室性早搏，是冠心病患者会出现的一种心律失常。考虑到患者术前的心电图正常，这个术后突发的室性早搏常常提示心肌氧供失衡。

刚刚经历大出血和长时间低血压的情况，患者的心脏的确可能会因为缺血而出现损伤。如果真有这个情况发生，那么后续送达ICU以后，需要更加密切地监测，必要的时候可能要进一步干预和治疗。

我不确定这种异常是偶然的还是持续而有规律的。如果只是偶发的，倒不用太担心，"内环境"中紊乱的电解质本身会带来这种偶发的异常，只要慢慢纠正紊乱就能恢复，不用担心心脏本身。但如果是持续而有规律的，那就说明心脏可能已经出现缺血性损伤，后续的治疗方案将更加复杂。于是，我死死盯着监护仪的屏幕，想在不断变化的波形中，再抓到室早的证据——我担心是我看花了眼，毕竟工作了快14小时的我，此时已经疲惫不堪。

默默等待了接近5分钟，一直等到护士拿回血气分析的结果，我都没有在监护仪的屏幕上抓到新的异常波形，"可能是我看花眼了吧。"我心里安慰自己。

拿到血气分析的结果，不出意料还是一团糟。血液的pH值显示还是酸中毒的状态，重要的电解质离子也基本不在正常范围内。好在情况没有进一步恶化，接下来只能转到ICU后再继续治疗调整了。

整理好患者术中用过的线路和管道，我打电话给手术室大厅，通知卫生员转运患者到ICU："叫'宝马车'来15房，要转ICU。"

"宝马车"是重症患者转运床的戏称，之所以叫"宝马车"，是因为这个转运床的价格等于一辆宝马小汽车的价格。床上配备了全套的监护设备和简易呼吸机，患者可以在安全且有检测的情况下由手术室转至ICU。

手术医生、卫生员和我一起，把患者搬到转运车上。我跟着转运车往电梯方向走，眼睛仍然在死死盯着监护仪屏幕——我放心不下那个"恍惚"间看到的心电图波动，担心如果遗漏了，或者此时异常波形突然增多，会影响后续在ICU的治疗。

这个时候再给ICU的医生带来麻烦，我更加过意不去。

深夜的ICU

到了ICU还没进门，就看到石老师站在ICU的门口。

"下午的时候就盯着系统上你这台手术了，想着肯定要来ICU。没想到做了这么久，辛苦你了。"石老师拍了拍我的肩膀。

"又给石老师添麻烦了，大出血的患者，送来ICU还有好多事情，也辛苦你了！"

我和石老师的缘分可以用"互黑"来形容。

那个时候我才读研究生一年级，刚刚入门临床麻醉。我的夜班带教就是石老师。尽管日常手术中，我并没有给任何一位带教老师带来麻烦，但不知为什么，只要夜班是我和石老师一起，那天夜里的急诊手术就会异常"兴旺"。

从骨科骨折到神经外科脑出血开颅，只要我和石老师搭班，我俩的夜班就肯定不太平，拉着整个手术室的医生护士一起熬通宵。当时我的皮肤白，石老师皮肤偏黑，手术室的值班护士把我俩叫成"黑白双煞"，看到我俩一起值班都抢着换班躲避。

我进入研究生二年级以后，石老师的手术室麻醉轮转结束，开始轮转到ICU管重症患者，这才摆脱了我。

但"黑白双煞"的传闻，依旧在手术室流传。

这不，今天这位大出血的患者，由我完成艰难的术中麻醉，现在要转到石老师手上，在ICU中逐渐复苏、治疗。

"说吧，术中什么情况。"石老师拿出交接记录单，准备记录术中的问题和处置方法，这对于术后进行衔接治疗很有意义。

"术中突发大出血，总出血量6 000mL左右，输血输了超过4 000mL，补了快2 000mL的液体，还有20个单位的冷沉淀。做了5次血气分析，现在血液偏酸性，电解质也比较乱，后面可能要慢慢调整……"我拿着麻醉记录单把术中的情况一条一条过。

"患者既往还有高血压、糖尿病。没有冠心病等心脏病史，但是……"我接着说。

"啊？还有但是？"

"刚刚手术快结束的时候，我隐约……感觉……好像看到了1个还是2个室早，不确定。你等会再看看，不行就拉个12导联心电图看看。"我补充说道。

"这个正常，可能有些氧供失衡。其他用药有特殊吗？"石老师低着头记录。

"没有了，手术切除范围还是常规，术中气道压、尿量什么的也还正常。没有什么特殊的。"我的语气稍微轻松一点了，至少这个时候，我没有其他坏消息了。

交接以后，我把麻醉的术中记录等文书弄好，签好字，然后和石老师一块去医生办公室。

"怎么还不赶紧下班回去睡觉？"石老师眼睛不离电脑屏幕，抓紧时间把患者的术后医嘱开好，检验、用药都要一项项地填写，是一项复杂的大工程。

"反正12点了，明早7点还有晨课，我今天就睡科里了。"我稍微伸了个懒腰，拿起桌上的一盘草莓吃了起来。

石老师看了一眼，"挺好的，你快把它吃掉。我觉得我今晚这么忙，就是因为这盘草莓。"

"谁在害你，值班还点草莓？不知道草莓草莓，值班倒'霉'吗？"我笑了笑。

"后面拜托你了。我回科里睡觉去了。"我拍了拍石老师的肩膀，离开了ICU。

到ICU门口的时候，刚好碰到患者昨天签字的儿子。他大概是在病房得知他的父亲术后转到ICU，直接来ICU门口了。

"医生，我的爸爸情况怎么样？医生跟我说术中出血了，要在ICU观察几天，等情况稳定了再转回病房去。那现在情况怎么样啊？"他的儿子略显焦急，脚上还穿着病房的拖鞋。

"没事，现在是平稳的。术中出血有点多，我们及时输了血，现在血压这些都还算平稳。转过来观察几天，慢慢苏醒，等恢复好了就转到普通病房去。明天一早，医生会找你签字的，你到时候早点来ICU这边。"我一边等上楼的电梯，一边和家属交代。

"医生，你昨天跟我说这个出血的风险还比较低，现在发生了，那其他的并发症什么的，是不是风险就更高了？那后面……"家属的语气明显变得焦急起来，言语之间又都是无奈。

"风险这个东西说不准，但我们总会尽力去避免的。今天出血多，不代表后面还会有并发症。明天早上，ICU的医生还会跟你详细解释，你先别急。先回去好好休息一下，明天再来。"我尽可能安慰他，减少他的焦虑和担心。

电梯门关上，我重新回到手术室，整理好药箱和手术室的设备等，在浴室舒舒服服地洗了个澡，然后到值班室睡觉。

值班室里空荡荡的，一猜就知道值班医生在做急诊手术。晚上那会我在忙大出血的手术，都没听到护士说晚上来了两台急诊手术的事。

管不了那么多，忙了一天的我，倒头就在值班室的床上睡着了。

后来这位患者在ICU待了3天，又输了一次血，但后续恢复的情况还不错，到了普通病房没几天就康复出院，回家休养了。

至于师父的作业，第二天上完晨课紧接着就是科室交班，交完班被师父拎着问有没有查资料。我趁机抱怨昨晚手术结束太晚，家都没回，在医院睡的，查资料的事，只能今天看能不能早一点下班，回家好好学习相关文献了。

我的抱怨还是有效果。那天，我好像下午5点多就下班了。

回想起研究生二年级的那个夏天所完成的普外科麻醉，印象中好像有很多"大场面"。

术中的大出血、刚麻醉以后不明原因的血压急剧下降、麻醉期间的药物过敏……原本应该"轻松"一点的普外科麻醉，好像在我手里却一点都不安生。

伴随着大出血或者低血压的情况，患者的心率会逐步升高，监护仪中"嘀——嘀——"的频率也越来越快。而在这个过程中，年轻的我尽管表面上好像风平浪静，但心跳其实早就奔着100次/min去了。

麻醉医生在很多人眼中，是"打一针"的存在，甚至在我选择这个专业之前，我也曾天真地以为自己选了一个相对轻松的职业。但后来的工作经历告诉我，麻醉医生可能是整台手术中，离患者生命最近的那一个人。

生命体征中的任何一次波动、患者身体里的每一个器官、手术过程中每一次的突发状况，麻醉医生的心跳都始终和患者的心跳同频。

麻醉医生是那个让你安稳入睡的人，更是那个让你平安苏醒的人。

─────∿∧∧────── 科普小问答 ──────────

① 献血后的血液为什么要分离成血浆和红细胞等成分血？

血液是稀缺资源，输血是重要的治疗手段。不同的血液成分起到的作用不一样。红细胞约占血液容积的45%，主要功能是运输氧气，改善组织器官的氧合，维持基本的新陈代谢；血浆占血液容积的55%左右，主要功能是维持血管中的血容量稳定，吸收组织中多余的水分，给组织器官提供营养物质；还有不到1%的血小板和其他血细胞成分，根据需要也可以从血液中单独分离。

分离血液的不同成分可以最大限度地利用血液资源。例如贫血的核心问题是红细胞不足，这时通过输入红细胞就可以解决，省下的血浆成分就可以给组织水肿或者血容量不足的患者使用，达到"一份血，两份用"的效果。

② 所有手术都可以使用自体血回输技术吗？

自体血回输是手术中重要的血液保护策略。其原理是把吸引器吸引出来的血回收起来，通过离心、洗涤、回收浓缩等步骤，收集其中的血细胞成分。回收后的血液可以直接回输体内，减少术中失血。

但并不是所有手术都可以采用自体血回输，例如肿瘤手术、伤口有感染的手术就不可以。这两类手术术中吸引出来的血液中，可能混有肿瘤细胞或者细菌等病原体，如离心洗涤过程中无法把这些成分清理掉，直接回输会导致肿瘤细胞或者细菌等病原体在全身播散，增加后续风险。

─────────────────────∧∿─────

4.

麻醉竟成了鬼门关

本以为是平平无奇的一台手术，刚给麻醉药，竟遭遇过敏性休克。好不容易抢救回来的患者却以为自己只是睡了一觉，我说："你可是在鬼门关走了一遭啊！"

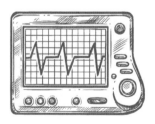

快下班的时候，我在手术室的公告栏上看到明天的手术排班。

"你是2台妇科手术，子宫肌瘤还是啥的，轻轻松松。"我正准备凑过去看，旁边刚看完的同事说道。

"是一台子宫肌瘤手术，一台卵巢癌根治手术。一大一小，不轻松的！"我手指着手术排班，转头给同事反驳，但其实内心已经乐开花——一大一小2台妇科手术，手术结束可能还不到下午4点，提前下班有望！患者年龄是中年，风险相对低，术中也不会太忙，这大概就是麻醉医生的幸福时刻了。

"哎，你是准点下班的幸运儿啊，不像我……"同事的声音消失在手术室的走廊。我看了下她的排班——4台普外科直肠癌根治术，妥妥要忙到晚上了。

平平无奇的术前访视

我把麻醉知情同意书打印出来，在洗手服外面套上白大褂，往妇科病房走去——术前一天到床旁评估患者情况并告知风险，是我下班之前的例行动作。

麻醉术前评估是一个考验沟通能力的环节。尽管电子病历中丰富翔实的检验数据和检查结果已经能够反映患者的身体情况，但面对面的询问、实打实地听听患者呼吸音和心跳、触摸下脉搏和做做常规的肺活量试验，这些简单的评估方法常常能提供更加丰富的信息。

有些人的血液指标可能很差，但实际询问下平时生活自理，上下楼和基本活动都没问题；有些人的检查结果都是正常，心电图、心脏超声都没提示什么病变，结果询问后发现平时活动范围很小，动得多了就容易胸闷、气喘。

所以，早在上学的时候老师就说，看一百遍电子病历，不如看一遍真实的患者——麻醉医生切忌凭指标做术前评估。

明天的患者也一样。40多岁的女性，做腹腔镜下子宫肌瘤切除术，手术创伤和风险都不大，但我仍然来到病房——就算真没什么问题，提前签好麻醉知情同意书也算没白跑。

"有没有高血压、糖尿病？""有没有过胸闷、心绞痛？""有没有哮喘或者呼吸方面的毛病？""有没有药物过敏？"这些都是我评估时候的常用问题，主要是了解患者心脏和呼吸系统的相关风险。

这也是麻醉医生最为警惕的2个系统。如果患者有基础的心脏疾病，麻醉的用药、管理都需要额外注意，稍不小心就容易导致心律失常或者心脏抑制，甚至心搏骤停；而呼吸系统的基础疾病，也容易增加麻醉时通气困难、氧合不足，甚至窒息的风险。这些问题，大多发生突然，且一发生都有致命的风险，因而麻醉医生最为警惕。

好在了解下来，患者既往都很健康，子宫肌瘤是体检的时候发现的，实在太多太大才选择手术切除。

"平时运动或者做家务的时候，胸口没有闷或者气喘的感觉吧？"我随口补充了一句，倒不是怀疑患者有心脏病，只是担心遗漏一些信息会导致后面准备不足。

"运动、做家务都没什么不舒服，不过我有的时候休息偶尔有些胸闷，然后浑身发热。之前医生说我这是更年期的症状，不用太担心。"患者被我这么一问，回答得更详细了。

很多时候就是如此，粗略问下来好像没什么基础疾病和风险，但问到一些具体情况的时候，比如劳累后会不会胸闷、上下楼有没有胸痛的情况，回答却又不一样了。

不遗漏信息，就是术前评估最为重要的一点。

"那最近还有这种情况吗？平时都是什么时候出现这种情况？"我追问道。

"最近没什么，我就是以前出虚汗的时候会有这种情况出现。最近1年多都没怎么出现了。因为我之前吃中药调理，可能调理好了。"

近一年内都没有再出现，也有过就医的经历，仔细一想，应该也没什么问题。

"行,我知道了。你身体状况整体还不错,手术也不大,所以总的来说风险相对较低。这份是麻醉知情同意书,你签一下,等会儿护士会详细和你说术前准备。"我把同意书递给她。

她有点迟疑,看了眼同意书又抬起头问我,"这个麻醉会不会痛啊?"

"不会的,你就是睡一觉,一觉起来,手术就做好了。"

刚麻醉就遇到过敏性休克!

再次见到这名患者是第二天早上,我正在检查麻醉机和准备一会儿要用的麻醉药。她躺在转运床上被推了进来,然后躺到手术台上。

她的脸色有些苍白,护士把她的右手放到搁手架上准备打针,发现她的手抖得厉害。

"别紧张,阿姨。我先给你打个针,一会儿你就睡觉了。没事的。"护士把压脉带绑好,一边涂抹消毒液,一边说道。

"放轻松,没事的。你记得昨天我和你说过的话,对吧?"我走到她边上看了看她,她点了点头,然后我重新回到麻醉机边上准备药品。

我没有再多说话,默默做着准备工作。我知道,这个时候话越多,她反而越紧张,还不如让她盯着手术室的无影灯,过一会儿,她的心率也就降下来了。

　　师父从隔壁手术室过来，他刚把隔壁手术室的患者麻醉好，现在过来准备给这一台的患者进行麻醉诱导。

　　麻醉诱导，就是用麻醉药把一个清醒的患者诱导进入麻醉状态。"诱导"这个词很妙，它既说明进入麻醉状态是外界药物起作用的结果，也说明麻醉药物作用以后产生的反应远超过药物作用本身，很多机体的反应会被"诱导"出来，因而需要麻醉医生及时做出针对性的处理。

　　例如，主要产生镇静作用的丙泊酚，虽然主要作用于大脑，"诱导"大脑进入"沉睡"状态，但随着大脑"深睡"，对外周血管、肌肉的控制降低，血管阻力下降带来的血压降低则是伴随而来的体征。加上这个药物本身也有一定的舒张血管和抑制心脏收缩的作用，因此在使用时，麻醉医生要严密观察患者生命体征的变化，确保这个"诱导"在可控的状态下。

　　而在整个麻醉诱导的过程中，根据手术类型的不同，麻醉医生可能需要使用几种到十几种不同的麻醉药物，它们所带来的复杂的生命体征变化都需要处于"可控"状态。

　　因此，麻醉诱导就像飞机的起飞阶段。

　　等到所有药物逐渐起效，患者生命体征逐渐趋于平稳，进入麻醉维持状态后，麻醉医生才能稍微放松一点。

　　我把呼吸面罩放在患者的面部，看着师父逐步把麻醉药物通过静脉针推入血管，对着患者说道："放轻松，深呼吸。我们开始麻醉了。"

"吸这个就能睡着吗？"隔着面罩她的声音有些模糊。

"这个是氧气，不是麻醉药。来，你做几次深呼吸。"我看着她的心率稍有减慢，打了一个哈欠，眼睛逐渐闭上。

师父依次把麻醉药物通过静脉针推入血管，这些药里面有产生催眠效果的安定类药物，这个药物最先给入，让患者先进入睡眠状态；伴随着催眠药物起效，另一个进一步加深镇静的药物随之给入。

这个药物在催眠的基础上，让大脑进入深度镇静状态，身体各种保护性机制被逐渐抑制；紧接着，强效的镇痛药物给入，一方面阻断身体各处痛觉神经的信号传递，另一方面深入大脑，在大脑中枢发挥镇痛的效果。随后，骨骼肌松弛药（简称"肌松药"）也被推入血管，这种药物可以阻断神经和肌肉之间的信号传递，让全身肌肉松弛，大脑无法再通过神经系统控制肌肉运动。

这也带来一个问题——当全身肌肉松弛而不再收缩时，用于呼吸的肌肉也停止了规律的收缩，大脑呼吸中枢原本通过规律、复杂的神经控制胸廓和膈肌收缩来控制肺的呼吸，此时这些运动都被阻断，患者处于没有呼吸的状态。

也正因如此，此时的我正把呼吸面罩牢牢扣在患者的面部，通过呼吸机的呼吸球囊手动辅助她的呼吸，通过挤压呼吸球囊，把气体通过面罩挤入其肺部，以达到人工呼吸的目的。

随着麻醉药物逐渐起效，患者大脑进入深度镇静，痛觉充分阻断，肌肉也完全松弛后，我用喉镜进行气管插管，将一个导管插入气管并连接上呼吸机。接下来的整台手术期间，她的呼吸将通过这根导管，被呼吸机完全控制。

完成这些操作几乎是我的肌肉记忆。我熟练地固定好导管，调整好呼吸机的参数，最后确认所有环节都准确无误，便转头在电脑上开始填写麻醉记录。

师父在一旁更换输液吊瓶，把抗生素液挂上，然后整理了一下输液管路和监护仪的线路——心电图、血氧饱和度探头、血压计、输液管，这些线路都被收拾得井井有条。紧接着，他示意妇科医生开始消毒铺单。

突然，监护仪开始报警，患者血压降到80/61mmHg。

麻醉后血压降低是常见的情况，因为大多数麻醉药都会抑制心脏的收缩，舒张全身血管，从而导致血压下降。

我从静脉通道中推入1mL的麻黄素，这种药物通过逆转麻醉药的心脏抑制来提升血压，一般来说，1mL的量差不多就可以纠正麻醉药物引起的低血压。

药物起效需要1分钟左右的时间，我估摸着差不多起效，再在监护仪上按了一遍血压测量。血压袖带充盈，测量也需要1分钟左右的时间。在这1分钟里，我看着显示屏上逐渐显示出的收缩压数字——73mmHg。

不应该是这个数字，再测——血压计再测到一个数值——63/38mmHg，更低了。

"再给10mg麻黄素和去氧肾上腺素10μg。"还没等我反应过来，师父已经做出判断。

监护仪的报警声是最紧急的模式，因为不仅血压低，此时的心率也飙升到了120次/min。我拿着注射器从静脉通道里推入药物，师父同时掀开了患者的被子和原本盖在胸口的衣服。

胸口大片大片的块状红斑，加上血压低、心率快这些典型的休克体征，我轻声说了句："过敏性休克？"

"给我一支肾上腺素，稀释到20mL；甲强龙40mg。去拿！"师父没有回答我，转头给巡回护士下了指示。

"你去穿个动脉，看能不能把有创压建立起来。"师父转头和我说。与此同时，他把输液的速度开到最快，希望尽可能补充足量的液体来支持血压。

有创动脉压是通过在动脉中置入一根留置针，连接传感器来实时动态显示动脉血压的变化。相比于血压袖带每次测量需要1分钟左右的时间，有创压能够更加精准、快速地显示血压变化。

监护仪不断报警，手术室忙作一团。在一片嘈杂声里，我用食指和中指触摸患者手臂上肱动脉的脉搏，想循着脉搏的跳动，穿刺置入留置针。但此时，我摸不到一点动脉的搏动——血压的快速降低导致外周动脉的搏动更加微弱。我弯着腰把头贴近患者手臂，食指和中指进一步按压动脉，想尽量感受微弱的动脉搏动。

"好像有一点。"手指似乎感受到了一点微弱的动脉搏动，我拿着穿刺针缓缓刺入，循着手指的感受缓慢地寻找动脉的位置——"有了！"一股鲜血流入留置针的针管，说明穿刺到位！

我缓慢推入留置针，固定好针管，然后连接传感器。此时师父已经推入肾上腺素，护士正在把甲强龙用盐水配好抽到针管里。连接好传感器，监护仪显示出跳动的动脉波形——72/41mmHg。应该是肾上腺素起了作用，血压没有进一步下降。

"有过敏史吗？"师父目不转睛地盯着监护仪的动脉波形，手上又推入了一点肾上腺素。

"没有，没有药物过敏，问过的。"我坚定地回答，脑海里甚至重现昨天访视的时候她回答我的情景。

"有高血压、糖尿病吗？"师父接着问道。

"也没有，既往什么基础疾病都没有，这个子宫肌瘤还是体检查出来的。"我像一个做错事但心里认定不是我的错的孩子——术前访视，我明明都问过这些问题，怎么还会出现这种情况？

没有原因的诱导期低血压，药物过敏和心泵抑制是常见原因。前者导致全身的血管舒张，像一根根疲软的水管，心脏泵出的血液无法顺着压力前进，血压维持不住，心跳也明显加快，是休克的一类原因，可能导致心搏骤停和死亡；后者则常见于心脏病患者，由于麻醉药物对心脏功能有一定的抑制作用，药物给入以后，心脏原本脆弱的平衡被打破，可能导致突发的心肌梗死、心脏的冠状动脉痉挛，造成心脏自身供血中断，心脏没有了氧供，愈发没有力气跳动。

"她平时没有心脏方面的毛病，劳累后也没有过胸闷胸痛，应该可以排除心脏的问题。过敏的可能性更大。"我心里这样想着。

师父从静脉通道中推入了甲强龙，随之又给了一点肾上腺素。甲强龙是一种激素，主要用来抑制机体的过敏反应和免疫反应。我知道，师父是怀疑患者药物过敏，这和我的想法一致。

心脏供血不足！

监护仪的收缩压仍然在70～80mmHg徘徊，不知是肾上腺素的关系还是低血压本身引起的，心率始终在100次/min左右。

长时间的低血压就像一颗随时可能爆炸的炸弹——因为低血压时重要脏器的血液灌注不足，器官得不到充足的氧气和营养，时间一长，容易引起器官损伤和功能障碍。其中，心脏和肾脏尤其敏感——低血压导致心脏的冠状动脉灌注不足，心脏就没有力气跳动，这又反过来加重低血压的情况，导致恶性循环；而肾脏是全身调节内部酸碱平衡和稳定的重要器官，灌注不足容易导致酸碱失衡、电解质紊乱，加重其他脏器的损伤，对血压也有不利影响。

"师父，要不走点去甲肾上腺素，把血压提一提？"我准备把去甲肾上腺素接上输液泵。这种药物通过直接收缩血管来升高血压，就像把原本疲软的水管重新收紧，把压力提上来。

"我刚刚看到几个二联律。"师父没有直接回答我的问题。

室性早搏二联律，是心脏跳动不规律的体现，原因复杂，可能由冠心病、心脏瓣膜病引起，也可能单纯因为电解质失衡。但我分明记得，前一天访视的时候，她自己说从没有出现过心绞痛和胸闷，心脏超声和心电图也没有提示异常。

刚刚出现过敏及低血压的情况，心脏的血液灌注相对不足，这个时候可能把原本"隐藏"的缺血症状在心电图上显现出来了。

如果这个时候出现了室早二联律，说明心脏本身氧供平衡被打破，心肌缺氧，引发了心律失常。这个时候，心脏像一架疲劳的马车，拖着全身的血供奔跑。如果此时为了提高血压而盲目收缩外周血管，就会导致心脏需要付出更大的收缩力来把血液泵出去，心脏的负荷更重。但如果血压过低，心脏本身的血供又会进一步下降，也会导致心脏问题。

怎么做，好像都不对。

我木木地杵在师父边上，不知道该怎么办。

"你把心电监护调到模拟V5，看看T波。"师父还是皱着眉头。

模拟胸前导联是监测心脏是否缺血的方法，理论上如果心脏出现严重缺血，因为心肌缺血梗死而带来的电流变化，会在心电图上显示出高耸的T波。

我把心电图调整完，监护仪上的T波有明显改变，但是否算"高耸"还真难判断。

"还是有一点，可能现在还不明显。"师父看着波形，没有做进一步判断。

"我之前问过她有没有过胸闷，她说没有。高血压、糖尿病也都没有，术前的心脏超声和心电图也都是正常……"我回忆起术前访视的情景。

"干活、运动之后也没有过胸闷胸痛吗？"师父顺着我的汇报问道。

"没有，但她说之前有过静息状态下胸闷。她说是和更年期有关，而且最近一年也没有再出现过，难道是变异型心绞痛？"我突然想起访视时候提到的这个细节。

变异型心绞痛是一种"狡猾"的心脏缺血症状。不同于冠心病有明显的血管狭窄，变异型心绞痛常常源于冠状动脉痉挛——就像是通畅的血管突然"抽筋"了，血流受阻而出现缺血的情况。之所以说它"狡猾"，是因为这种症状和劳累、运动无关，诱发因素也多种多样，可能是因为情绪紧张，或者内分泌变化等。在日常生活中，很难通过常规手段检查出来。

"现在说这些都没法确定。给点艾司洛尔，先把心率降下来。"师父的语气有点无奈。心绞痛、冠心病、急性冠脉综合征，这些疾病的核心是心脏缺血，血供不足，但导致缺血的原因则十分复杂——有可能是冠脉堵塞引起的心肌梗死；有可能是单纯的冠脉痉挛；还有可能因为长期的"三高"症状，导致冠脉血管狭窄，尽管没有完全堵死，但管腔严重狭窄。

最后一种情况在平时可能并不容易发现，但在运动或者劳累的情况下，当心脏跳动加快，导致需要更多血供时，就会因为管腔狭窄，血液供应不上而发生心肌缺血。

而这个患者之前发生了过敏性休克，血压一直处在较低的水平，这种情况同样可能是因为血压不足以撑开狭窄的冠脉血管，才导致的缺血。

总之，基于现有的信息和症状，实在没办法判断病因。

我遵照师父的指示，推入艾司洛尔来控制心率，避免心脏跳动过快——这是我们目前唯一能做的。

心跳慢一点，心脏舒张的时间就更长，心脏供血就有更多时间在心肌之间流动，避免缺血的进一步恶化。

"对于急性冠脉综合征的患者，围术期使用β受体阻滞剂是被证明有明确益处的治疗手段。"脑海里突然回想起这句话，就是在上个月的一次晨课时一个带教老师讲的。我早晨7点就到医院上课，迷迷糊糊确实没记住多少，但唯独记住了这句话。

"嗯，艾司洛尔就是β受体阻滞剂。"我心里默念。

"小剂量来，艾司洛尔也可能会降一点血压，所以看着点，适当时候给一点去氧肾上腺素提一提血压。"师父嘱咐我。

"哦，对，β受体阻滞剂也会抑制心脏收缩，那血压是要当心点。"我恍然大悟，原本手都快把药给进去了，一下子又没了底气。

"给一点看看。这个时候就是讲究一个平衡，过犹不及。"师父拍了拍我的肩膀。

药物的给入让心率重新回到每分钟80次左右，可能因为激素逐渐起效，血压也没有进一步降低。好几种抢救药物，似乎在这一刻取得一种微妙的平衡——患者各项生命体征逐渐趋稳，只是不知是身体自身走向稳定，还是因为药物的相互作用达到了一种脆弱的平衡。

"手术停掉，打电话给ICU把患者转过去。"师父的语气变得严肃。

这时，在旁边目睹了整个抢救过程的妇科医生突然说话："教授，那您看这个患者后面还可以做手术吗？"

"找心内科会诊，把冠脉的问题明确好了再说。肌瘤又不是什么要命的病。看到那个T波了没，处理不好，人就可能过去了！"师父的语气逐渐强势，妇科医生也不好再说什么，默默打电话给ICU协调床位。

"转到ICU，把情况交接清楚，拔管和苏醒都慢一点，急查一下肌钙蛋白。"师父离开手术室之前再给我叮嘱了一遍。

师父走后，手术室只留下了监护仪上"嘀——嘀——"的声音。大家各自忙着文书，整理原本要手术的器械和耗材。我拿起电话通知ICU："嗯，对的，怀疑诱导期有心肌缺血或者冠脉痉挛，没有基础病史，需要心内科会诊一下。患者没拔管，先转到你们那边。"

和ICU通完电话，我开始收拾麻醉记录单和药品。准备去和家属谈话的妇科医生感叹道："原本以为是个小手术，结果命差点给搭进去，唉。"

我笑了笑："那我们不是把她拉回来了吗？"

"还得是你们麻醉。"妇科医生走出手术室的时候竖起个大拇指，而后消失在走廊里。

我把患者送到ICU交接完，ICU的同事还在感慨居然碰上了"过敏性休克+急性冠脉综合征"这种小概率事件。"看来，你今天不太适合上班。"同事开着玩笑。

等回到手术室，我正准备把下一台手术的药品准备好，师父突然走进来说："你小子最近挺背，这小概率的事件都被你碰到了。"

"我也很无奈啊，师父。我术前都问过了，什么问题都没有。谁知道还能过敏加冠脉出问题。这一题也太超纲了。"我表示无奈。

"这哪是超纲，你就是要多经历这种事情。你把今天这个病例整理一下，麻醉记录上面的体征、数据都记下来。过几天，你把这个病例汇报一下。"师父指着电脑上的麻醉记录比画着。

麻醉竟成了鬼门关走一遭

我再到ICU见到这个患者的时候，她已经拔管醒过来了。心内科会诊完，她很焦虑地问我会不会留下后遗症，手术还能不能做。

我说："你先别着急，把心脏的这个毛病好好调理。调理好了再手术。"

"唉，你说睡一觉就好。你看，这一睡又睡出了一个毛病。"她还是一副焦虑的样子。我没有再多说什么，安抚她几句就转身走了。

麻醉的确是睡一觉的事情，但在她睡觉的这半个小时里，她几乎在鬼门关走了一遭。

简单来说，麻醉诱导不过是把麻醉药按剂量一个个逐步推入血管。这些药物各自发挥不同的药效，最终达到稳定的状态，从而进入平稳的麻醉维持期。但这看似简单的过程，背后却暗流涌涌。少则五六种，多则十几种的麻醉药物几乎同时进入身体，会引起身体剧烈的生理变化和体征改变，在这个过程中通过调整剂量、进行药物干预、及时诊断、处理突发状况，才是麻醉的真正意义。

不同的人，对不同的药物会产生不同的反应。这3个"不同"，导致了麻醉的不确定性。而让这些不确定性在整个麻醉过程中变得平稳、安全，则是麻醉医生的工作。后面在准备病例汇报的时候，查资料才发现过敏性休克伴发急性冠脉综合征的发生率很低，甚至国内外都没有规范、共识性的治疗策略，仅有根据理论得出的一些个例分析。

这个患者为什么会发生心脏问题，是因为过敏性休克导致的低血压，还是因为过敏引起的全身炎症反应诱发的心脏问题？到底有没有达到急性冠脉综合征的诊断标准？发生冠脉问题的原因又是什么？这些，我都无法给出明确的答案。

但可以确定的是，在那短短的20分钟里，在我和她说完"就是睡一觉而已"之后，她几乎在鬼门关走了一遭。

麻醉状态下，人体的保护性反射大多被抑制，身体对药物、手术或刺激等反应不受控制。在这种巨大的不确定性中，总需要有人来处理可能的突发情况。

这个人，就是麻醉医生。

对大多数人来说，麻醉就是睡一觉的事。但对麻醉医生来说，当患者安然入睡后，麻醉医生的工作才开始。

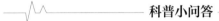

科普小问答

❶ 麻醉和睡觉，是一回事吗？

不是一回事。

麻醉是大脑在麻醉药物的作用下而进入的一种深度镇静状态。此时，身体的绝大多数保护性反射会因为麻醉药物对神经系统的抑制而减弱，甚至消失，身体的众多生命体征缺乏系统性保护。大脑的众多神经中枢也因为麻醉药物而进入"休眠状态"，脑电活动降低，大脑的新陈代谢速度减慢。

而在睡眠状态下，大脑的神经中枢仍处于正常状态，保持有规律的脑电活动，脑细胞的新陈代谢速度也和清醒时差不多。同时，即使在睡眠状态下，大脑和身体仍保持有保护性反射和警觉系统，在遇到危险和紧急状态时可以自我唤醒并做出反应；但在麻醉状态时，这些反应都被抑制。

因此，麻醉和睡觉并不是一回事，麻醉状态下的人体更脆弱、更不安全，因此，更需要麻醉医生全程守护。

❷ 麻醉术前访视时，我应该告知麻醉医生哪些信息？

麻醉术前访视是为了让麻醉医生充分了解患者的健康状况和基

础疾病信息，特别是慢性病史、服用药物史、手术史、过敏史等。如果之前做过手术和麻醉，做完以后的疼痛、并发症等情况也应一并告知。

在麻醉访视时，麻醉医生会根据患者的术前检查结果和手术类型进行综合评估，针对性地询问患者相关问题。因此，回答这些信息的时候也应该尽可能全面，不要遗漏相关信息。例如，过敏史包含药物过敏史、食物过敏史，呼吸系统病史包括是否有哮喘、老年慢性支气管炎、肺炎等情况。不论是近期出现过的不适，或是之前出现过但没有治疗处理或者重视的健康情况，都应尽可能告知麻醉医生，以便其充分评估麻醉风险。

5.

切除一块脑组织会怎么样？

在ICU治疗近1个月，大脑前额叶缺失1cm，所有人都说"他不可能和以前一样了"。但站在博士毕业典礼上的陈洋却自豪地说："我脑袋的容灾备份还不错吧。"

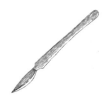

我把面罩放在陈洋脸上的时候，陈洋笑了笑说："没想到有朝一日还能被自己的同学麻醉。你开始给药了没？"

　　我看了看同事，他正往静脉针里推入丙泊酚，然后循序把镇痛药、肌松药给入，"还没呢，先给你补点液体进去。"我笑着骗了骗他。

　　"不对，你肯定给药了。我感觉困了……"陈洋的话还没说完，打了个哈欠就闭上眼。

　　我熟练地给他插好气管导管，调整好呼吸参数和麻醉维持的深度。外科医生消毒铺单，然后沿着陈洋头皮上的切口瘢痕下刀切开。

　　这是陈洋的第二次手术——颅骨修补。修补的目的，是把之前因为颅脑减压手术而去掉的颅骨的缺损部位，用人工材料修补好，重新组成大脑完整的"硬质保护层"——一个由颅骨和人工材料共同构成的脑组织外壳。

　　陈洋是我大学的同班同学，本科也是麻醉专业，在读硕士的时候选择了肿瘤科继续深造。此时，他躺在手术床上，呼吸由呼吸机均匀精准地控制，血压、心率和脉氧饱和度显示在监护仪的屏幕上。

1小时左右的手术很快过去，神经外科医生逐步缝好头皮，在伤口处贴上纱布，包扎固定好。我逐步停止了麻醉药的给入。陈洋的心率逐渐加快，血压也有轻度的上升，自主呼吸逐渐恢复。我拍了拍他的肩膀叫他的名字，他睁开眼睛，因为嘴巴里的气管导管，他轻微咳了咳，眉头皱了起来，又闭上了眼睛。

我连忙停止了呼吸机，拔掉他嘴里的气管导管，他大口做了几次深呼吸，然后逐渐睁开眼睛，用稍带沙哑的声音问了句："结束了？"

"嗯，结束了。"我看着他的眼睛点了点头。

手术顺利，我镇定地精准调节着他的麻醉深度和苏醒过程，就像处理一个再普通不过的陌生患者的麻醉。

但在陈洋刚受伤第一次手术的时候，从急诊室到手术室，我却没有丝毫镇定。那时的我天天看着他的颅脑CT，看着大脑额叶缺损的那一块区域，不断询问身边的老师和教授："缺了这一块脑组织，会怎么样？"

突如其来的电话

半年前，接到那通电话的时候，我刚从医院回到家。一天的胸外科手术，让我陷在沙发里一点都不想动。我调整成最舒服的姿势，打开手机看着这一天错过的信息，朋友圈的消息从当下一直刷到14小时前。

突然，手机铃声打破了下班后的平静。来电显示是陈洋的师姐，有她的电话还是因为之前的课题合作，要去他们医院借共聚焦显微镜做实验；而陈洋的师姐是整层楼最会用这个仪器的人，于是留个电话用作日后碰到实验问题时请教。

晚上10点了，会有什么事情？

"老蒋，陈洋出车祸了，这会儿在急诊。"电话那头传来焦急的声音。

"啊？车祸？严重吗？"突如其来的消息让我一头雾水。

"不知道，他现在意识不太清楚。你能来吗？我在这拿不定主意，不知道该怎么办了。"师姐的语气有些歇斯底里，从语气里都听得出哭了很久。

"在哪？你们一附院急诊吗？我马上到。"我意识到问题比较严重，手机上打个车就出门了。

从军训时候起，我和陈洋关系就不错。大一的时候，我的高数和医用物理很差，全凭他在图书馆里给我一道题一道题地讲解，而他的生理和生化因为上课不做笔记，到了期末划重点的时候一头雾水，也是我把笔记原版复印给他，他这才勉强通过。

本科毕业以后的陈洋，去了另外一所综合性大学的医学院读研究生，专业也从麻醉学变成肿瘤学。用他的话说："麻醉太累了，当初涉世未深选了麻醉，被'坑'了五年。读研后我学乖了，学肿瘤科，每天查查房、开开化疗药，总不会太累吧！"

当然，这个念头在他研究生入学一年后就被打消了。"内卷"严重的肿瘤科，不仅对科研论文看得更重，成长周期还更长。选择读专业型硕士的我研究生3年几乎都在临床上做麻醉、管手术，而为了打好科研基础而选择读学术型硕士的他，研究生3年全在实验室里培养细胞和小白鼠了。

上车以后，我连忙再给陈洋的师姐打电话："师姐，他现在什么状况？身边有哪些人？急诊那边医生看过了没有？有没有做检查或者用药？"一连串的问题，把电话那头的师姐给问"懵"了。

"他现在躺在这里，急诊没有床了，我们找内科的一个师弟要了一个担架床让他躺在这里。这里就我，急诊科医生刚看过，说要拍CT。我现在缴费去。"师姐的话说得断断续续，能明显听出周遭嘈杂的声音。

"好，你去缴费，然后赶紧把CT拍了。我马上来。"我挂断了电话，又连忙拨了另一通电话："方琪，你在哪？陈洋受伤了，现在在你们医院急诊。"

方琪是我们的另一个大学同学，也同样和陈洋以及我一起度过大学本科的5年。本科毕业以后的他和陈洋去了同一个学校，只不过和陈洋不一样的是，方琪还是选了继续念麻醉，没换专业；并且，方琪读研的医院就是陈洋急诊的医院。

"啥？我刚到家，陈洋咋了？"电话那头的方琪明显也不知道情况。

"我不知道他受的什么伤，只知道是车祸，现在意识不太好。我担心是不是撞了脑袋，怕有颅脑外伤。我现在往你们医院赶。你赶紧过来，我怕有什么事，你至少是本院的能够帮上忙。"我的语气有些急。

"好，我过来还要一会儿啊。你先过去，有问题打我电话。我到了和你说。"方琪也意识到问题的严重性，二话不说就准备过来。

深夜的急诊不仅没有一丝夜晚的静谧，反而异常嘈杂。明亮的白炽灯把急诊大厅照得亮堂堂，在里面丝毫不觉得已经是半夜。大厅门口停着几辆救护车，车顶的蓝色警报灯还没关，像随时要出去接诊，又像是刚把患者送过来才停下。大厅里回响着此起彼伏的谈话声、喊叫声和因为疼痛而发出的"哎哟……疼啊……哎哟……"的呻吟声。

我到急诊的时候一下找不到陈洋的位置，跑了好几个留观区都不见人。打电话问了才知道因为床位全满，陈洋的担架床放在急诊留观室的走廊上。

看到陈洋的时候，他躺在一个窄窄的担架上，师姐和他的室友坐在两边的地上。输液架上挂着一个吊瓶。陈洋好像是昏迷的状态，眼睛紧闭着，头上包着纱布，鼻子和下巴上还有血迹。

"他怎么样了？CT结果出来了吗？"我急忙过去询问。

师姐像看到救星一样跑了过来，"他撞到脑袋，刚拍了CT。医生说现在前额叶有创伤，有出血，现在在给他挂甘露醇。"

"先别急，我看看他的情况。"我走到陈洋边上，拍了拍肩膀叫他，他睁开眼睛看了看我，却什么都没说，没一会儿，又闭上眼睛睡着了。我打开他的眼皮，确认两边的瞳孔大小还是等大的，又拿出手机的闪光灯照射，确认对光反射也存在。

颅脑创伤后，因为颅内出血和脑组织水肿，颅内压力会持续升高。大脑是最重要的中枢器官，人体构造中除了有颅骨这样坚实而没有缝隙的骨性外壳，在外壳内还有一层硬脑膜加以保护。这些结构都是为了避免外界创伤损伤到脑组织内部，保证脑组织在稳定、封闭的环境中工作。

但这也带来一个严重的问题——封闭的腔室中，当血管破裂、脑组织损伤出现炎症和水肿时，颅内的压力会不断增加，不断挤压脑组织。这个时候，压力很高的脑组织会逐渐向其他方向膨出，例如向分割大脑和小脑的硬脑膜切迹，或者向连接脊髓的部位膨出。这就是脑疝。

脑疝的发生，需要通过CT才能明确，而在体征上，最为常见的就是通过瞳孔判断。如果瞳孔出现两侧不等大，或者有一侧瞳孔在对光的时候不能做出收缩反射，那么说明对侧的脑组织受压严重，出现了神经反射的异常。

此时，陈洋的双侧瞳孔还是正常对称大小，对光反射也存在，脑疝的可能性比较小。但从叫他没有反应且嗜睡的状况看，可判断他颅内的损伤肯定不轻。

"他有呕吐过吗？"我又问在一旁的师姐。

"没吐过，他原本还有反应，会喊头疼，现在就一直睡了。这是不是说明情况变严重了？"师姐仔细回忆了陈洋从被送到医院到现在的状况。

颅脑创伤引起的颅内出血，有的时候是循序渐进的。一开始颅内压还不高的时候，患者的意识还清楚，只觉得头疼脑涨；随着出血的增多和颅内压的增高，患者逐渐进入昏睡甚至昏迷的状态。颅内压升高，体征上最容易出现恶心、呕吐的情况，尽管陈洋没有这个情况，但意识障碍的加重，反映了其颅内出血和脑水肿也在继续加重。

"要不要手术啊？如果出血加重，发展到脑疝就更麻烦了。他爸妈刚知道，坐最早的一班飞机也要明天早上才能到，导师在外面出差，也要明天一早才能回来。已经和医学院汇报，今天先在急诊收治，但这个情况，我也不知道怎么办了。"陈洋的师姐尽管并不是临床医学出身，但在医院做研究久了，很多事情也都懂。她说的这番话倒是提醒了我——出血范围、水肿情况、有没有脑疝，这些都能在CT结果上看出来。

"我去问一下急诊科的医生。"我示意让师姐放心，往急诊外科的诊室走去。

我和急诊室的医生表明来意后，他直接在电脑上打开了陈洋的CT影像："右侧前额叶有出血，在这一块，但脑疝现在还没有。我给他查体过了，现在也在用甘露醇降低颅内压。等过一会儿再拍一个CT看看出血有没有止住，先保守治疗吧。"他指了指CT上前额叶一小块直径约1cm的区域，我能看出这一块脑组织和周围的相比存在明显异常。

但如他所说，没有明显的脑疝。从一次CT结果也很难看出出血是否止住，只能等过几个小时再拍一次CT，看看出血的区域有没有变大，有没有出现脑疝，从而判断是否需要手术。在此之前，只能通过药物尽可能降低颅内压。

"好的，谢谢老师。"我转身离开了诊室。

颅内高压到底有没有恶化？

颅脑创伤、颅内出血、开颅减压……这些是我再熟悉不过的字眼。

值夜班的时候，最害怕的就是神经外科急诊，晚上来的大多是车祸、摔倒等引起颅脑创伤的患者。颅脑创伤的病情随时会发生变化，手术过程也相对凶险。在明确有颅内活动性出血，或者颅内压太高必须开颅减压，又或者是脑疝、双眼瞳孔有变化，或者神经学相关评分不断恶化的时候，就必须尽快进行开颅手术。

从拿到急诊手术通知单，到患者完成麻醉、主刀医生划皮，每节省1分钟，就能多拯救数以万计的神经细胞，也能有更好的治疗效果。

但这并不意味着所有颅脑创伤的患者都要尽快手术。如果颅内出血及时止住了，颅内压力也没有进一步上升，那么采用药物保守治疗也能取得良好的治疗效果。

就像陈洋现在的情况，如果下一次CT显示颅内出血和颅内水肿的区域没有进一步扩大，同时神经学体征也没有进一步恶化，那么就可以继续保守治疗。

"我看了，他现在也只能继续观察。颅内出血和水肿的区域不是很大，看能不能自己止住血，水肿能不能好转。等过一会儿再拍CT看看吧。"我回到陈洋的床边，和师姐以及他的室友说。

这个时候，方琪也赶了过来，我们跟他简单说了下陈洋的病情后，他也有数了："如果最后迫不得已要开刀了，我到时候就进去跟进一下情况，里面有个人也好照应一点。"

其实这也是我叫方琪来的目的，他在这个医院工作，手术室里有个自己认识的人，多少安心一点。

已经是晚上11点，急诊室的过道和分诊台两边躺满住不进留观室也无法接收入院的人。有些人是因为就诊科室的病房没有床位，所以只能在急诊先住着，而急诊留观室又全满，于是他们只能在过道或者分诊大厅凑合过一晚。

每个人都躺在一个窄窄的担架床上，家属坐在边上的小马扎上，或靠着输液架眯着眼睛，或趴在担架床的边缘，从他们凌乱的头发可以看出有好几天没有好好洗漱过。

方琪从麻醉科拿来几张小矮凳，我们也就这样高高低低地在陈洋的病床边靠着。我和方琪分别给不同的神经外科老师打电话，不断用微信发出最新的头颅CT片，询问当下要怎么处理，需不需要马上手术。

我的情绪有点焦躁，一方面是因为距离上一次CT平扫已经过去4小时，颅内血肿的情况怎么样了？有没有进一步扩大？输进去的甘露醇有没有起到消除水肿的作用？另一方面也因为急诊科医生只来了一次看看，后续也没再详细评估过。

"明明是自己医学院的学生，出了这么大的问题，怎么一点不上心？怎么说也应该多来查几遍看看。"我和方琪抱怨道。

"他们急诊也很忙。我刚去看，诊室里挤满了人，我都插不上话。"方琪也表示无奈。

无可奈何，我又起身自己给陈洋查体——掀开他的眼皮，看两侧瞳孔是否对称等大；打开手机的闪光灯照射瞳孔，看是否会发生反射性的收缩。但判断结果时，我内心却又是纠结的——一方面，我期待瞳孔能有一些病理性反射，例如瞳孔不等大了，或者对光反射反应慢了，这样我可以名正言顺地让急诊科的医生赶紧优先处理，甚至直接送到手术室进行急诊手术；但另一方面，又希望什么病理反射都没有，这样至少说明陈洋的病情没有进一步恶化。

"但这样也不能说明病情没有进一步恶化，体征总是晚于组织学改变的。当下颅内水肿的扩散和改变，要在之后才能在体征上看出来，甚至有的时候就是看不出来。"我的内心嘀咕着。

而此刻我的脑海里，也回想起无数个给颅脑外伤患者做麻醉的夜班。有些患者的瞳孔同样是好的，体征、血压都不错，但术中大面积的血肿和组织坏死、术后接近昏迷的意识状态，都让我深深质疑当下的判断。

万一陈洋也像之前的患者那样，体征上就是看不出来呢？

"甘露醇感觉没什么效果，我觉得还是要再拍个CT。之前我问神经外科的师兄，他也说基本3～6小时要复查CT，排除血肿扩大的风险。你能不能再去和医生说说，再开个CT平扫？"我和方琪说，想着他出面可能会更好。"我去问问。"方琪起身往急诊室走去。

方琪从急诊室出来的表情就告诉了我交涉的结果——急诊科医生坚持现在还不用复查，急诊CT也排了很多其他患者。预计早上才能再复查CT，到时候再看是否需要进一步处理。

转头看到陈洋昏睡的状况和头上的纱布，我气不打一处来。

"指南共识都不管了，非要按自己方式来？"我的口气接近质问。方琪倒是很理性，只说着："等一等吧，也没过时间窗，再看看。"

重新坐回小矮凳上，我的眼前仿佛出现了脑细胞一个一个在血液中泡至肿胀、再破裂的过程。如六芒星一般伸出"触手"的神经细胞，在一片鲜红色的背景里逐渐变得肿胀，再随着细胞膜上一个破口的出现，分崩离析，导致细胞破碎成一块一块，与周围其他细胞的连接也逐渐断裂……

"每节省1分钟，就会多拯救成千上万个神经细胞"这句话，再次回响在我脑海里。

"不行，我再去交涉下。不复查个CT，我不放心。"我起身向急诊室走去。

急诊室的情况比我想象的复杂得多,焦躁的人群把值班医生围了个里三层、外三层,在外围甚至看不到医生的头。

我喊着"检查复查……检查复查……"穿过人群,走进医生办公室,然后把CT结果放到医生的桌上,说:"麻烦给我们复查个头颅CT吧,已经过去4小时了。"

拿到病历,他皱了下眉,叹了口气,但什么也没说,直接在电脑上找到陈洋的名字,然后如流水作业一样地点击—确认—打印,一张CT检查申请单就递给了我。

一瞬间,我突然理解了他的心情,就像我自己轮转时曾经碰到的很多患者家属,"冥顽不灵"地"教医生做事"。

此刻,我就是自己曾经讨厌的那种人。但当下的我却来不及想这么多,一想到陈洋脑子里不断"被血泡肿"的神经细胞,拿到申请单,我就直奔缴费窗口,扫码、敲章,然后去CT室门口拿号排队。直到门口的电视屏幕上显示了陈洋的名字和后面的"等待检查",我才松了一口气。

头颅CT的平扫很快,不到1分钟的扫描时间,扫描室外医生的电脑上就能立刻显示扫描结果,颅内的每一个断层依次呈现,中间一块稍暗的区域就是出血区域——那是血液混杂水肿时,因为脑组织的密度下降而呈现的较暗颜色。

方琪和我配合良好,他站在检查室外的操作台旁边,直接看着扫描出来的结果，然后熟练地在另一台显示屏上提取出上一次的结果，一左一右对照着看。

"感觉变化不是很大，但这一块感觉扩大了，蔓延出来一点。"方琪指了指屏幕给我看。

我看着片子上椭圆形的暗区——左额叶一块直径大概2cm的区域。理论上，这是一块主管情绪、性格和记忆的区域，是整个大脑中"偏感性"的区域。目前，学界对于额叶的功能原理和分区并没有完全弄清楚，甚至哪一块主管性格、哪一块关乎记忆也并不十分明确。但医学上一些额叶损伤的患者，或者因为脑肿瘤而被迫进行额叶切除术的患者，都会出现情感和记忆的改变。上课的时候，老师也讲过一些"切除额叶导致性格改变"的案例。

我的眉头逐渐收紧，想象着如果陈洋出现后遗症会怎样，但一会儿又觉得现在想这些为时过早。

"我总觉得要尽早手术，现在可能做钻孔引流就可以。我怕再拖下去，就要做去骨瓣减压术了。"我担心地对方琪说。

我瞄了一眼方琪的表情，他可能也拿不准主意，拿出手机拍了下片子，然后和我一起往急诊室走去。

"老师，您看看我们这个同学的片子，要不要急诊手术？血肿感觉有一些扩大了。"方琪首先在急诊室开了口。

"他体征加重了吗？你们查过瞳孔吗？"急诊科医生问的同时也在电脑上打开了最新的CT片。

"他体征还好，就是昏睡，叫他能睁眼，但比之前反应差了些……"我试图说明体征的变化，但又不敢描述太过，怕影响他的判断。

"片子感觉不是很明显，现在肯定是没有手术指征的。我和神经外科的住院总打过电话，他忙完会过来看的，明天早上收入院，早上查房时教授会来看的。"急诊科医生关掉电脑上的CT片，说完便拿起下一个急诊患者的病历查看。

我们只好退到陈洋的床边，继续等待。凌晨2点多的时候我眯了一会儿。凌晨4点，神经外科的住院总过来，方琪把我拍醒了。

"我看看他情况怎么样，刚下手术。你师兄刚和我一块做了台脑出血手术。"前来会诊的神经外科医生拍了拍方琪的肩，解释着自己迟来的原因。凌晨4点，大家都睡眼惺忪，他的精神却出奇的好。

没等方琪回答，他已经在检查陈洋的瞳孔和体征情况，除了瞳孔，还有专科的各种神经检查。检查完毕，他转头说："现在体征还不明显，我看上一个CT结果也还可以。先等等看，早上再复查个CT，如果还有进一步扩大，我们就开进去。"说完又补了句："放心，我们自己的学生肯定会留心的，明天收进来，请教授查房的时候一起看。"

会诊医生的话就像那一刻急诊室门外逐渐亮起的晨光，尽管仍然微弱和不确定，但至少有一个光亮的方向，我心里的石头也落了大半。

早上6点多的时候，陈洋的室友送来一些早餐和牛奶。吃早餐的时候，方琪感叹了一句："平时都挺理智、规矩的医生，生病生到自己身上就开始'上纲上线'了。"

我知道方琪是想说在检查和治疗上，我和他都有些激进了。

的确，轮转急诊科的时候，见到颅脑创伤的患者时尽管也会着急，但拍完CT、查完体征、用上药物以后，处理并没有那么急切了。

脑水肿、高颅压都是数小时才能发生的改变，如果到达医院以后CT显示创伤区域不大，患者的体征也比较稳定，一般都会优先采用脱水疗法——用药物把引起脑水肿的水"脱出来"。而我们急于复查CT、读片的时候总往坏的方面想结果、查体一惊一乍还动不动想着手术的表现，确实不像理智、客观的医生作为。

"医者不能自医啊！我一看他这个情况就觉得他是不是要开刀。"我也叹了口气，回想着自己前一晚"大闹急诊室"的冲动。逼着值班医生开检查的行为，确实有些过于急切，不符合医疗常规。

"其实也能理解平时一些患者家属的做法，将心比心，真到自己身上，肯定都会着急。我都不敢看他的瞳孔，生怕原本没什么症状，被我看出问题来了，怕影响判断啊！"方琪咬了一大口面包，摇了摇头。

"也是我们年轻，可能经历得不多，碰到问题就怕往坏的方向发展。什么理性不理性的，人又不是机器，自己身边人真碰到这种事，哪还能保证百分之百的客观啊！"我拍了拍方琪的肩。

5分钟解决完早餐，我就拿着早上6点拍的CT检查单去了检查室。

方琪因为早上还要回科室交班就先回了手术室，于是我也失去直接进检查室看CT扫描结果的机会。做完检查,我和陈洋的室友一起给他办了住院手续,然后把他送到病房。等收拾好东西,病房的护士换好输液瓶,值班护士检查好他身体的外伤和纱布以后,已经是早上7点半。

我们焦急地等着教授查房——除了输液消肿,教授应该会有更多办法。但还没等来教授,我却发现了更棘手的情况:陈洋叫不醒了。

如果把日常生活中的昏迷分等级,随着意识清醒到逐渐丧失,可以简单分为完全清醒、嗜睡、意识模糊、昏睡、谵妄和昏迷。嗜睡的时候人还能被唤醒,也能根据提问做出回答或者反应;意识模糊则是在嗜睡的基础上,在时间、地点等定向能力上出现障碍,例如分不清白天和夜晚等;到了昏睡阶段,情况就更重了,这个时候患者只能通过一些强烈的刺激,比如剧烈摇动身体或者疼痛刺激来唤醒,唤醒了又很快入睡,问的问题也难以回答或者答非所问;情况再加重时则有可能变成谵妄,这是一种兴奋性状态,表现为烦躁不安、多动、胡言乱语等,这个时候大脑的高级神经中枢因为活动失调,对动作、语言和记忆都失去了控制,身体会出现很多随机的、混乱的表现;进一步加重则到了昏迷阶段,表现为意识的持续或完全丧失,仅保留对疼痛躲避的基本反射,甚至连反射也消失了。

我赶紧检查陈洋对疼痛的反应,用指甲掐了下他的肚皮——还好他的身体往对侧动了一下,说明还有反应。

"现在还是昏睡状态,不能说有好转,但至少说明情况没有进一步加重。"我心里想着。

对意识状态的评估是判断颅脑创伤病情变化的一个重要方面，如果短时间内意识状态逐渐加重，说明颅内出血和损伤仍在恶化，颅内压力不断升高，需要立即手术来止血、清除坏死组织、开颅减压；如果通过缓解脑水肿等药物治疗，意识状态逐渐改善，那么就可以继续保守治疗观察，很多患者也会逐渐好转。

陈洋的这个情况，恰恰就处在"既没好转，也没恶化"的临界点，没有达到立即手术的标准，但也无法确定保守治疗是不是起到了应有的作用，还是只能等。

等来了急诊开颅手术!

因为只和老师请了2小时的假，等教授查完房，我也只能先回医院上班了，陈洋就交给来换我的师姐，陈洋的爸妈上午也会赶过来，应该没什么事，于是我稍微嘱咐几句就离开了。

一天紧张的手术占据了大脑，下午的时候，陈洋的妈妈给我打来电话，说陈洋的情况没恶化，虽然意识状态还是昏睡，但至少没有进一步加重，对拍打、刺激也还有反应。于是下班后，我也就正常回家休息了。

再接到电话的时候是凌晨5点，电话那头陈洋的妈妈哭着说陈洋要做急诊手术了。穿衣服、打车、到达陈洋的医院，再见到他爸妈的时候已经是在手术室门外。他的妈妈哭得眼眶都肿了，爸爸则默默站在一边不知怎么办。

我走过去询问晚上发生什么，为什么下午的时候还好好的，凌晨突然要手术了。"昨晚查房的时候还挺好的，甚至他意识状态感觉还好一些了。睁眼多了，还会说一些话，但就是有些胡言乱语，说他要和师姐去做实验。"陈洋的妈妈回忆道，"我以为他的情况好转了，结果凌晨5点多的时候这边值班医生查房，说瞳孔不等大了，要马上手术。"

"胡言乱语""和师姐做实验"，我突然意识到这并不是意识情况的好转，相反，可能是意识障碍加重的表现——谵妄。

谵妄的人，大脑的高级神经中枢失调紊乱，言语、动作不受控制，虽然相比于昏睡的时候动作、语言甚至表情都有增多，但实际是神经损伤加重的表现，并不是意识恢复。出现这种情况，说明脑部的水肿还在进一步增加，原有的药物方案效果有限。而后面瞳孔的变化则直接说明他可能发生了脑疝，脑组织受到严重的压迫而发生了神经反射障碍。

我立刻打电话给方琪。刚接通，方琪就说："我知道，我就在他的手术室。你放心，我在看着。"

"好在方琪在里面，应该就是做个减压，没事的。"我试图安慰陈洋的爸妈，但脸上的表情可能连我自己都很难说服。

开颅减压的手术主要有2种——钻孔引流和去骨瓣减压。

前者是在颅骨上钻一个洞，通过这个洞把颅内的压力释放出来，避免脑组织被压迫，适用于轻度的颅内高压情况；后者则是要拿掉一大块颅骨，只留下头皮包裹脑组织，保证颅内压力得到充分释放。因为拿掉足够多的颅骨，后续即使脑水肿加重，压力也能尽量得到释放，从而减少对脑组织的压迫。

后一种术式，也意味着手术风险的增加。为了减轻脑水肿的程度，去骨瓣减压手术在减压的同时，还要清理因为损伤、出血或者水肿引起的坏死组织。

脑组织中含有大量水分和脂质，水肿时进一步加重，导致发生液化性坏死——脑组织和血液、脑脊液混在一起，呈半液体状。在清理这些坏死组织时，外科医生拿着微型的吸引器吸去液状坏死区域，在出血的地方用电刀进行电凝止血。这些操作能够最大限度地减少后续因为坏死组织导致的脑水肿加重，也能准确地止血，减少进一步的出血性损伤。但这些操作也有代价——每一个操作都伴随着大量神经细胞被清理和破坏，如果一个一个存储单元被清理掉，术后大脑的功能很难完整保留。

有些可能长期昏迷，有些可能出现运动或者肢体的障碍，有些可能说不出话。总之，在大脑的功能分区和神经功能被完全研究明白之前，我们很难预测颅脑创伤术后，大脑的功能能被多大程度地保留。

陈洋的手术进行到2小时的时候，外科医生从手术室出来，告知需要做扩大清除。打开颅骨以后，额叶的损伤比想象的严重，清理范围随之扩大，去除的骨瓣也从前额扩展到颞部。

外科医生说完便重新回去手术，再走出来的是方琪。

"水肿和坏死都挺严重的，现在他们在一点一点清。我和他们说了尽量保留多一点，他们也有数的。上台的教授也说这么年轻的小伙子，要尽可能地多保留功能。"方琪说完，也回手术室了。

陈洋的爸妈显然有心理准备，在谈到扩大清除和多保留功能时，他们表现得很镇定。只是在方琪回去以后，陈洋的妈妈把我拉到一边，很平静地问我："尽可能多保留功能，最多能保留多少？陈洋还能醒来吗？"

我被问得不知所措。

其实这个问题我并不是没有思考过，甚至在急诊室的时候，我和方琪就开始问神经外科的老师——这样的创伤，后续能恢复多少，记忆、性格等方面会不会改变。

尽管我也知道这个答案问出来为时尚早，但正如一些老师说的，"恢复多少很难说，但肯定很难像之前一样了""这一块的功能很复杂，但难说具体障碍的方面，但人肯定很难和以前一样了"……

大脑是一个难以修复但又有备灾冗余的系统，所以任何颅脑创伤的预后，都很难简单从损伤区域、损伤大小进行判断。

诚然，若是在一些功能明确，特别是起着"生命中枢"功能的脑干区域出现损伤，那医生还能根据现有的知识给出一个大致的判断，但针对大脑其他区域，特别是大脑皮层的损伤，医生很难准确断言后续的恢复情况。

从生理学上来说，神经细胞是不可再生细胞，这意味着一旦损伤坏死，损失的神经细胞就不可恢复，对应的神经功能也会完全消失。

但从临床医学的经验来看，确实又有很多患者在皮层的某些神经中枢损伤以后，其对应的功能并没有完全丧失，有些只有轻度的功能下降。这说明，大脑中还存在一些备份区域，在原有中枢"宕机"后，会被启动来发挥代偿作用，共同维持身体功能的稳定。

因而，当陈洋的妈妈问起"能保留多少"的时候，尽管我也明白一些功能能够通过这种"备灾冗余"来进行补偿和替代，但要精确地讲出哪些功能会减退、哪些会丧失，则几乎是不可能的。

更何况陈洋损伤的是额叶，这一块区域涉及情绪、记忆、语言表达和自主意识，尽管随着现代科学研究不断深入，已鉴定大脑一些特定的功能分区，例如额叶的布洛卡区主要负责语言表达和语言形成，但到底会发生什么改变，性格、情绪是否会变化，都不得而知。

在以往的病例中，额叶损伤的患者，有些会在实际生活中对一些情景做出不恰当的反应：说话的声音听起来没有情感和喜怒、表情不跟随情绪发生变化；有些则表现为积极性下降，容易产生抑郁、低落的情绪。总之，对于额叶损伤以后的功能改变，很难有明确的回答，甚至产生这些功能异常的原因科学研究也没能给出确切的答案。所以，我也只能用"很难恢复到以前的样子"来回答陈洋妈妈的问题。

可好可坏的边缘

陈洋从手术室出来的时候还插着管子，呼吸由床边一台便携式呼吸机控制着。颅脑创伤的患者术后要第一时间拍CT，了解术后大脑的情况，也便于后面用于比对。

陈洋术后的CT上，右额叶那有一块直径大概1.5cm的缺损，就是被清理掉脑组织后留下的空隙，这一块脑组织是没有了的。

拍完CT后，陈洋被转入ICU，于是方琪也从手术室转战ICU，成了每天去ICU打探病情信息的人。

在ICU诊治，家属只能在门外等着，甚至都不用在门外，有事情的时候，医生会提前打电话通知，及时赶过来就好。但几乎所有ICU患者的家属都选择等在ICU的门口，或拿着一床被子直接睡在走廊，或靠着墙，眼睛望着ICU的大门。他们可能在期待下一秒，自己的亲人就能从里面被转运出来。

在ICU轮转的时候，我十分不理解这样的行为。很多次，我对患者的家属说："如果有事，我们会提前打电话给你们的。你们注意听电话就好，不用每天在门口等。"

但每一天，他们都会等在门口。当有新的患者进来，或者我有事出去的时候，他们都会围上来询问："医生，XX床怎么样了？"

但ICU患者的病情，又恰恰不是一两天就能看到好转的。

直到现在，陈洋进去以后，方琪和我成了每天都来ICU看看的人——但和其他患者家属不同的是，方琪因为是自己科室的学生，所以可以进去查看病历信息，接着出来和我们同步陈洋的病情进展，时刻给我们传递陈洋的病情信息。

但也正是这种传递，让我们每天都揪着心。

颅脑创伤术后的患者，颅内会放一个微型管路连接传感器，检测颅内压的变化。尽管手术清除了坏死的脑组织，从而避免了坏死组织引起的组织炎症和水肿，但手术本身的切割、电凝等操作对脑组织来说也是一种创伤，同样会引起术后的炎症和水肿。因此，术后颅内压的变化，是判断病情是否好转的关键。

进入ICU以后连续3天，陈洋的颅内压丝毫没有下降，甚至有上升的趋势。理智告诉我，这是术后常规的变化，因为手术本身也是创伤，水肿进一步扩大是正常的，只要后续压力能降下来就没问题。

但让人担心的是，术后第5天，陈洋的颅内压力依然没有下降，同时陈洋还开始高热，接近40℃。

颅脑创伤后的高热不是一个罕见的情况，手术后的炎症反应、神经损伤导致的体温调节功能失衡等，都是导致颅脑创伤后高热的原因。但长时间的高热是预后不良的因素：高温不但会损伤神经系统，也会影响其他组织器官的功能。

我在ICU轮转的时候，管理最多的就是多器官功能障碍的患者，身体中一个一个重要的器官不断出现障碍，一个一个用于支持、辅助的药物和机器不断接入，但很多时候仍然回天乏力。

"如果没有把第一块倒下的多米诺骨牌扶正，后续的开始倒起来，就很难拉回来了。"我仍然清楚地记得ICU老师说的这句话。

持续的高热，让我担心陈洋后续的器官功能。

"你看看医嘱里有没有保肝、护胃的药，还有尽快做气管切开。管子插久了，痰排不出来，我怕容易感染，还有他的肾功能指标还好吧？……"我一个劲地把担心的点都倒给方琪。

"用了，都用了，你别急。一会儿就会做气管切开，我找了老师专门来做。他的脏器指标都还可以，都是正常的，现在就是体温降不下来。"方琪也看出了我的着急。

肺部感染是ICU患者最容易发生的并发症，这是因为长期气管插管，呼吸由呼吸机控制，肺部原本就有的细菌等病原体不能通过正常生理反射的咳嗽排出。气管切开，就是人为切开脖子甲状软骨下方的气管，置入套管再连接呼吸机，这样能够更好地清理痰液，减少肺部感染的发生率。

方琪每天跟着查房。气管切开以后，陈洋的呼吸音清畅了不少，至少说明他的肺还十分坚挺。但连续2天仍然高居不下的体温，让人很难解开紧锁的眉头。

用方琪的话说："什么措施都用了，冬眠、冰袋等都上了。"

冬眠疗法是为了进一步降低脑水肿的方法，主要通过一些药物联合物理降温，把体核温度降到35℃以下，低于正常体温。这样做，可以降低脑组织的代谢率，减少脑血流量，从而减轻脑水肿的程度。

可以说，为了减轻脑水肿、降低颅内压和体温，方琪的老师把能用的方法都用上了。尽管我和方琪都知道ICU的老师比我们水平都高，但方琪仍然会把每天的指标结果和变动的医嘱用药记下，来判断陈洋病情的变化。

直到有一天，方琪从ICU走出来说："陈洋颅内压降下来一些了，体温也降下来了，只是有点反复。他们今天把镇静药减量，看看他能不能醒来。"

这是那一周最好的消息！

在此之前，陈洋一直被输入镇静药来降低脑部代谢率，以避免管路、疼痛、环境刺激影响脑部的病情，这也是重症患者常用的治疗策略。现在医生把陈洋的镇静药剂量减小，想判断在逐渐苏醒的过程中，陈洋的颅内压是否还会上升。这种情况说明至少从指标上，陈洋的病情在好转。

一开始镇静药剂量减半，陈洋的体征没有太大变化，仍然十分稳定。到了晚上，医生把镇静药停了，陈洋逐渐地睁开眼睛。

陈洋病床的头端是透明的玻璃，从病房外面能够看到里面。在他进ICU后的第21天，护士在陈洋面前举了一面镜子。我们通过镜子看到了陈洋睁开的眼睛。他睁开以后又逐渐闭上，然后又稍微睁开一点，也不知道能不能看到镜子里激动的我们，以及他妈妈满是眼泪的脸。

但至少，他醒了！

能够从昏迷中苏醒过来，是最为重要的一步——这说明他大脑的觉醒功能仍然完整，不同于很多颅脑创伤后昏迷不醒的患者，陈洋能够很好地苏醒！

随着后续镇静药基本停用，大多数时候，陈洋能够睁开眼睛，通过镜子看到外面。我们隔着玻璃喊着陈洋的名字，跟他挥手，用手机打字给他看，他也在这些刺激下，一点一点做出反应。比如：我和他招手的时候他会笑；他妈妈哭着看着他的时候，他也会流眼泪；方琪站在他边上和他握手，他会用力稍稍握紧再松开……

如果说之前的5天，陈洋的病情停滞在"既没好转，也没恶化"的阶段，或者用方琪的话说是"处在那个可好可坏的边缘"，那么苏醒以后的陈洋，病情好转的速度就是一天一个样。

先是停掉镇静药能够很快苏醒，反应、四肢动作都准确；紧接着自主呼吸完全恢复，不再需要借助呼吸机；再过一两天，陈洋身上的管路越来越少，原本放在颅内用来检测颅内压的导管也拔了出来；除了气管切开的创口，他身上只留下监护仪的连接线和一根输液线。再后来，陈洋转到了普通病房，然后在普通病房把气管切开的切口缝好，重新用鼻子呼吸。

方琪有空的时候还会跑去病房看陈洋的情况，在气管切开没缝好之前，他们的沟通就靠手机打字。但陈洋的力气明显恢复了很多。方琪在帮他检查四肢肌力的时候，陈洋会故意抓住方琪的手不放，脸上露出搞怪的笑。

我和方琪既高兴又担心。

气管切开的时候说不出话，所以尽管四肢的肌力很好，行为动作也没有大的异常，但语言能力是否有改变仍然不清楚。

额叶有丰富的语言表达中枢，这些损伤区域的功能是否在大脑皮层的其他区域出现代偿，仍然不得而知。

出院检查的时候，陈洋再拍了一个脑部CT，显示右额叶的那个位置仍然是一个空洞——毕竟神经组织是不可再生组织，这个缺失肯定是一直存在的。但这块区域缺损是否会带来变化却不得而知，只能通过后续的观察才能发现。

大脑的"容灾备份"

出院以后的日子，陈洋的爸妈在他学校边上租了一个房子，陈洋也休学了一年。这一年里，陈洋定期去医院复查，出门的时候要戴一个"安全帽"，这是为了保护当时为了减压而拿掉颅骨的那个区域。那片区域外部没有颅骨的保护，只有脑膜和头皮的保护，所以必须戴上安全帽，避免外部撞击等可能的损伤侵害到大脑。

这也正是半年后二期手术的修补区域。

减压手术时，去除的颅骨因为减压的需要不能装回，而颅骨是有生命的组织，在外部环境下无法保持活力，因此无法在后期再放回。待颅压稳定、颅脑创伤完全康复以后，为了修补颅骨的缺损，需要进行二期手术，打开头皮，在颅骨缺损的部位放入人工材料，和颅骨一同构成一个新的头颅骨性结构。

这种人工材料有很多种，用得多的是钛板，但陈洋在做修补的时候，想用更新的定制型高分子材料——相比于钛板，强度更高、生物相容性更好。但这种材料在第一次手术的医院没有，办理引进的手续又麻烦。打听一番后，我们医院刚好引进了这种材料，于是陈洋顺理成章地把二期修补手术放在我们医院进行。

用陈洋的话说，方琪管了他的第一程手术，所以第二程的手术理应我来。

颅骨缺损修补手术本就简单，手术创伤也不大，但术前陈洋还是小心翼翼地问我:"虽然这个手术小,但是毕竟要划开头皮,还要在头骨上打孔。你说要不要给我用个镇痛泵?"

"头皮以下都没有痛觉神经,也就划皮那地方有点感觉。你自己之前也是学麻醉的,你说要不要镇痛泵?"

相比于第一次术后直接在ICU里长时间镇静,二期修补手术后,陈洋会立即醒来,这也意味着手术结束,疼痛就会袭来。但轻度的术后疼痛并不用多加处理,用镇痛泵更是大可不必。

"行吧,那你手术结束的时候还是要给我补一点镇痛药。"陈洋不放心地嘱咐我。修补手术很快结束,快结束的时候,我从陈洋的静脉针里给了一些弱阿片类镇痛药,同时辅助了一些非甾体抗炎药。

以我的理解,这一剂镇痛药足够他安稳度过术后疼痛的高峰期。陈洋也的确受用,在苏醒过程中以及苏醒以后,都没有严重的疼痛感,术后第一晚也安然入睡,没有因为切口疼痛而失眠。

同样的出院检查,这次陈洋的CT片上,右边颅骨缺失的部位补上了一个高密度的人工材料,但额叶的那块损伤区域仍然有缺失,只不过缺失的地方边缘向内长出了一些组织——当然,我、方琪和陈洋都知道,这些向内填补生长的组织并不是神经组织,而是一些神经胶质细胞的增生。这些细胞并没有神经信号传达的功能,因此理论上也没有神经细胞的功能,但这并不影响陈洋的生活和后续工作。

刚出院的他,就已经开始准备医学院的博士入学考试了。

我完成过很多例颅脑创伤的急诊手术,昏迷的患者被推入手术室，外科医生快速消毒铺单，然后锯开颅骨，进颅减压。

对于严重的脑出血或者创伤，外科医生只能用湿纱布覆盖，然后细心清理深部的血肿；我也见过大块的脑组织坏死，坏死的组织被双极电凝电黑液化，然后被外科医生用吸引器清除干净。

手术以后留下的空洞，是确实缺失的脑组织，这些组织或许承担着记忆、情绪，或许管控着运动和定向力，因而我曾经想这些患者术后能不能醒来是一个问题，醒来了大脑的功能有哪些变化又是一个问题。

很多时候，我觉得这类手术可能效果十分有限，除了保住性命，后面的康复和功能锻炼才是真正要过的难关。

但自从陈洋的事情过后，我对大脑有了新的认知。

我曾经和陈洋的妈妈说："术后肯定没办法和之前一样了。"这个结论也源于很多位神经外科教授和老师的描述。但在陈洋伤后的这几年里，我并未发现他在性格、记忆、情绪和运动功能上的任何变化。

诚然，受伤那段时间的记忆他全然不记得，也不记得在ICU通过镜子看到我们做出的反应，但受伤之前和之后的种种，他都记得很清楚。

相比于之前做研究的热情，现在的他也一如当初地投入，在实验室和师姐继续做实验、写论文，在各个学术会议上汇报自己的成果，并最后写成一篇博士论文，通过盲审，然后拿到证书和医学博士学位。

4年前的那次创伤，似乎除了在右额叶的区域留下一个空洞的区域外，什么也没有在陈洋的身上留下。

因而，我更加笃定：人体真的是非常神奇的存在。或者说，医学的奇迹一直都存在。

理论上，每一块脑组织都有特定的功能和专属的神经功能区域。不论在觉醒还是睡眠的时候，每一个脑区都有各自的电活动，每一个神经细胞都在进行旺盛的新陈代谢，并发出丰富的神经电信号。

过去的脑科学研究把大脑分成一个个固定的功能区域，但越来越多的临床案例和研究成果告诉我们，大脑的功能控制十分复杂，不仅有灵活的多区域控制，还会在部分区域功能受损的情况下，在其他部位发展出代偿功能的区域，帮助大脑发挥完整的功能。

诚然，在脑干、脊髓等这些管理基本生命体征和功能的神经中枢区域，损伤常常带来不可逆的结果，但在皮层等高级功能中枢，代偿和替代则十分常见。

人类大脑进化的关键，是大脑皮层的大量拓展和增加，这是众多高级功能如语言、逻辑思维等的来源，它们共同定义了人类在所有生物中的"灵性"。

神奇的是，这些如此重要的功能，又好像是事先安排好地进化出很多"备份机制"，使得即使在包裹最严密的颅骨之下的脑组织发生损伤后，仍然能尽可能地恢复皮层的这些高级功能。

生命的神奇之处大概就在于此吧！

陈洋博士毕业的时候，已经成长为实验室的"大师兄"，带着师弟师妹深挖各种课题。在科研方面，方琪和我在他面前都自愧不如。

毕业典礼上，我和方琪给陈洋拍照，方琪还略带玩笑地说："说不定他就是适合搞科研的，这方面比别人干得好！"

我疑惑地看着方琪："为什么这么说？"

方琪看着我笑着说："你忘了？因为他'脑洞大开'呀！"

科普小问答

生活中有哪些颅脑损伤容易被忽略？

车祸、坠楼、跌倒等是让颅脑损伤高发的意外情况。即使头皮没有出血，也不能排除撞到头后没有颅脑内部的损伤。

发生颅脑损伤后，颅内血管容易破裂，脑组织易发生挫裂伤，其共同导致的结果是颅内压的升高；同时，因挫裂伤及炎症反应带来的脑组织水肿会进一步升高颅压。

颅脑损伤的表现先是头晕、头痛、恶心、呕吐，严重的还会出现短暂的意识障碍、神志不清或者昏迷。因此，根据意识情况，可以简单判断是否发生颅脑损伤。如果颅内压进一步升高，还会出现瞳孔不等大、对光反射消失（用光线照射单侧瞳孔，瞳孔不能收缩）等情况。

6.

搞不懂的麻醉深度

麻醉深度监测仪不断报警，患者心率、血压却
稳定如初。该不会发生术中知晓，麻醉失效了吧？
朱老师说："麻醉深度，不能不信，不能全信。"

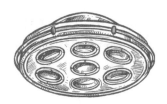

如果说外科医生的武器是各种手术器械，那么麻醉医生的武器就是各种复杂的监护设备和快速起效的药物。

人体在麻醉状态下，大部分的自主调节反射、保护性反射都被麻醉药物抑制，成为一个"没有任何防御力"的个体。这个时候，任何外部或者内部的扰动，都可能通过级联放大的反应变得致命。

比如，在自主呼吸被抑制的情况下，如果呼吸机的呼吸参数设置不对，极有可能导致一种情况——二氧化碳蓄积。

自主呼吸的时候，身体产生的二氧化碳随血液到达肺部，然后随着呼气排出。跑步或者运动的时候，血液中增加的二氧化碳就会驱动身体的感受器，让我们的自主呼吸加快，这样二氧化碳排出也相应增多，也就不会发生蓄积。

但在麻醉状态下，呼吸全靠呼吸机控制。如果身体产生的二氧化碳增多（例如在腹腔镜手术中，要利用二氧化碳把腹部"撑"起来，形成手术视野和空间，此时由腹腔进入血液的二氧化碳增多），但此时身体无法通过驱动感受器来调节呼吸，那么血液中的二氧化碳就会蓄积，导致严重的酸血症。如果酸血症不能被及时发现，就会导致血压升高、心率变快；如果再不纠正，那么血压将不可控制地下降，心率也随之降低，导致循环崩溃、心脏停搏。这些，都是身体没有自我保护反射以后带来的后果。

所以，呼吸机上都会有呼出气体的二氧化碳监测仪，超过一定数值就会报警，实时提醒麻醉医生二氧化碳的浓度变化，以准确调整呼吸参数。

监护设备，就像麻醉医生的"眼睛"，能够实时观察患者身体各个部位、器官都在发生什么、有什么变化。

观察心脏，我们有心电图、术中超声、血压和心排量监测设备；观察呼吸系统，我们有呼吸机监测、动脉血气分析、二氧化碳监测；观察肾功能，我们可以看术中尿液的分泌情况，也可以采血化验电解质……总之，不同的监测提供了具体的数值和变化，当超过某个界限时，我们就应该采取相应的手段，替代身体原本的保护性反射，让身体回到平衡、稳定的状态。

但也不是所有监护设备都能有这样"界限清晰"的提醒，有的时候，我也会觉得有些监护设备很"鸡肋"。

"界限清晰"的麻醉

规培三年级的夏天，我在胸心外科手术室工作，完成胸心外科的大手术麻醉。

这是一类创伤大、手术复杂，同时监测设备多的手术。不论是开胸骨的心脏手术，还是扒开肋骨的肺叶切除术，或者是创伤小一点的胸腔镜手术，在麻醉上都需要格外小心。

比如，有的需要单肺隔离——让一侧肺萎陷，以便外科医生进行切除操作，不然在一个气球上划刀可不是什么容易的操作，但这样也意味着会给术中呼吸系统的管理带来挑战，呼吸参数的设置也更加复杂，需要考虑的因素也更多。有的需要让心脏工作彻底停下来——通过体外循环管路，让全身血液的流动被体外的一个机器所驱动，只有让心脏停下来工作才能进行手术；但手术结束以后如何让心脏重新跳起来，这又是给麻醉医生出的难题，需要用到十几种复杂的药物，并随时根据心电图、血压、心率综合判断及调整药物方案。

但我很喜欢这种"界限清晰"的监护和处理——血压低了，我可以用药提升血压；心率快了，我可以用药把心率降下来；单肺通气的时候，我可以准确地调整呼吸参数。之所以可以做到"界限清晰"，是因为我知道这背后的原理。

比如，单肺通气的时候，因为血液和肺进行气体交换的部位少了一半，所以呼吸机提供的氧气浓度必须要高，甚至需要纯氧通气来保证氧合；呼吸频率要更快一点，因为二氧化碳排出的效率也降低了一半，需要通过提高呼吸频率来补偿。

又比如，心脏刚刚复跳，血液重新回到心脏时，心脏有可能出现心律失常的情况。这种情况是因为血液重新流入心脏时，各个区域的心肌有各自的电活动，不能形成整齐的心律，所以这个时候可以用外部的轻度电击，让心脏各个部位的电活动规整起来，就像给各处的心肌细胞一个"大巴掌"，再喊上一句："都给我好好跳！"然后心肌细胞就都老老实实地恢复成规则的心律。

所以，我喜欢原理明确、"界限清晰"的监护，这样处理起来，心里也有底。

但有一个监护就不那么清晰——麻醉深度。

按理说，麻醉，最重要的监测应该是麻醉深度。但说实话，时至今日，仍然没有一个被麻醉学界公认的麻醉深度监测标准。

"如果要我说最不喜欢用的监护设备，那就是BIS（脑电双频指数）。"我在手术室经常抱怨这个有点"鸡肋"的设备。

"但是麻醉深度监测就靠它啊，你还有其他更好的办法吗？"和我一同在耗材库房拿东西的同事回了一句，"虽然我也觉得有的时候这东西监测得很不准。"

同事的话不无道理。

BIS是很多年研究下来，科学家认为相对"靠谱"的反映麻醉深度的参数。它的原理是通过贴在额头上的几个电极片，收集大脑中的脑电信号，通过特殊的计算和转换，得到一个数值，范围在0～100之间。

100代表完全清醒，0代表大脑皮层的脑电活动被完全抑制，中间的数值区分了不同的镇静深度，一般超过80，就可认为意识逐渐恢复了。

这本应是非常好的监护设备，因为它把很难量化的"麻醉深度"完全量化成标准的数值——40~60是深度镇静，60~80是轻度镇静，超过80就代表着觉醒。这本应是"界限清晰"的监护。

但事实上，很多时候并不是那么绝对，麻醉深度也不完全和BIS的数值对应。

"上一次我苏醒一个患者，BIS数值都到90多了，也逆转了，就是醒不来。"同事一边抱怨，一边把BIS的电极片放到耗材筐里，他今天的3台手术，都会用到BIS监测。

"用朱老师的话说，不能不信，不能全信。"我意味深长地笑了一下。

"哈哈哈，科学的尽头是玄学。那么就祈祷我今天准时下班吧！"同事拿着耗材离开了库房，转身走进手术室，开始新一天的手术。

不会是术中知晓吧？

"不能不信，不能全信"既是朱老师说的，也是我自己总结的。这一点经验，来自一台"自己吓自己"的手术。

那是一台很普通的肺叶切除手术——在胸壁上打几个洞，然后把手术器械和胸腔镜的摄像头放进去，医生就能看着摄像头传出的画面操作，这和腹腔镜的原理是一样的。但因为切除的范围比较大，手术过程中对肺脏的各种牵拉、对胸壁的刺激等，都要求这个手术的麻醉深度要尽可能深，从而减少手术过程中生命体征的波动。

我把BIS监测的电极片贴在患者的额头处固定好，然后连接机器，屏幕上立刻显示出数值：55。这说明患者处于深度镇静的状态，麻醉深度合适，生命体征也没有太大波动。

我再确认了一下监护仪上的生命体征：血压135/72mmHg，心率71次/min，氧饱和度97%。这些数值都在正常范围，伴随着外科医生在胸腔里的操作，这些数值并没有太多变化，说明麻醉很平稳。

随着手术的进行，其中有一个操作需要分离一叶肺组织和支气管连接的部位，也就是肺门部。这个部位解剖复杂，分布有很多血管和神经。外科医生在处理的时候会有牵拉、分离等动作，操作时如果碰到神经或者血管，常常会带来生命体征的波动。

果然，在分离的时候，患者心率出现了明显的波动——这可能是因为牵拉到肺门部的神经产生了神经反射；紧接着，血压也跟着往上走——这说明牵拉刺激过大，这个时候我应该增加麻醉深度，来平衡手术刺激量的增加。

此时的BIS监测值也有轻度上升，由原来的55上升到65，这已经是深度镇静的上限，如果再往上走，大脑对刺激的反应就会更明显，生命体征的波动也可能更加剧烈。

我把吸入麻醉药的浓度加大，同时通过静脉推入了一些丙泊酚。这两个药物可以加深大脑的镇静深度，从而平衡手术刺激。

随着药物的给入，患者的血压和心率逐渐下降，趋于平缓，BIS数值也降到了49。

　　就这样维持了一段时间，随着肺门部操作的完成，手术进入了后半程。接下来的操作刺激量并不大，外科医生只需要把切下来的肺组织拿出来，然后探查止血，就可以关闭胸腔，结束手术。

　　根据手术进程来调整麻醉深度是麻醉医生的工作之一。在看到手术进展迅速，肺组织样本也拿出以后，我减少了吸入麻醉药的浓度。

　　此时的BIS数值从原本的49逐渐上升，停留在57——这是比较恰当的深度，如果进一步减少麻醉药物剂量，那么手术结束后，患者就能迅速苏醒；而如果手术进度放缓，我也可以及时根据需要，加深麻醉深度或者维持这个深度。

　　但就在我还在想着一会儿如何苏醒患者的时候，BIS的数值仍在继续上升，从57、58、60到63。

　　超过60，理论上就是浅镇静了；如果超过80，意识就可能恢复。我看了看麻醉药物的浓度，再看了下BIS的数值。

　　我没有轻举妄动，想要先明确镇静深度是不是真的在变浅，患者难道已经开始慢慢苏醒？

　　BIS的数值仍在往上升，从63、65、68到72。超过70的时候，我确认了一下血压和心率，血压120/65mmHg，心率65次/min。

　　按理说，伴随着麻醉深度变浅和患者苏醒，血压和心率应该随之上升。因为麻醉深度变浅以后，同样程度的手术刺激应该带来更明显的生命体征改变。但此时这个情况，说不通。

　　我又确认了麻醉药的剂量：吸入麻醉药的浓度尽管相比于之前有轻度减少，但肯定是足够的。与此同时，静脉麻醉药也在持续地给入，镇痛药、肌松药剂量不变。

我想不到任何镇静深度变浅的理由。

但这一轮检查下来，BIS监测值仍然在往上走，到了78，监测机器也开始报警，提示患者意识可能恢复。

我的脑海里突然出现最严重的麻醉意外——术中知晓。

这是一种非常严重的麻醉事故。

全身麻醉时，主要用到镇静药、镇痛药和肌松药三种药物。镇静药让大脑意识丧失，镇痛药让痛觉屏蔽，肌松药让全身肌肉放松。

术中知晓的发生，是由于镇痛药和肌松药发挥着作用，镇静药却失效了。这可能是因为镇静药剂量不足，或者患者身体对药物的代谢异常迅速，导致患者意识在术中恢复，但无法睁眼或做任何动作。尽管痛觉被屏蔽，但其他感觉仍然存在，患者甚至可以感受到外科医生在自己体内进行操作。

而更可怕的情况是，如果镇静药和镇痛药都失效，只有肌松药还在起效，那么患者相当于经历着"开膛破肚"的痛苦，但丝毫无法做任何动作反抗，这简直如同古代的刑罚一般。

因此，术中知晓是严重的医疗事故，是所有麻醉医生都想极力避免的失误。

我被自己的想法吓得更加紧张。

BIS数值的持续上升反映了镇静深度的不足，尽管镇痛药和肌松药都在稳步输入，但如果患者对镇静药的代谢速度突然加快了呢？或者由于某些未知的原因，镇静药不起效了，患者的意识逐渐觉醒了呢？

这种只在书中学过，甚至在全世界都罕见的麻醉事故，该不会就这样发生在我身上吧？

我尽力平复自己的想法，重新恢复理智：如果的确发生了术中知晓，那么在这种情况下，生命体征总是会波动的，就算血压不超过临界值，总比之前的水平要高一些——这是因为，如果大脑的镇静深度不足，接受外界刺激以后，大脑对心血管系统会有一定的兴奋作用。这就像从熟睡中醒来的血压和心率一般都会比在熟睡中高。

但此时患者的心率和血压并没有上升，甚至相比于之前还有轻度的下降，这和术中知晓相矛盾啊！

我开始怀疑BIS数值的准确性。

这个设备是通过收集脑电波来反映麻醉深度的。但全身麻醉的麻醉深度，本就是一个抽象的概念。深度到底应该通过什么来反映？脑电波的变化就一定能代表麻醉深度吗？

我们都没搞清楚全身麻醉的原理，又怎么能断定脑电波能反映麻醉深度？BIS监测值就一定能代表麻醉深度吗？

全身麻醉的原理其实并不清楚

没错，对于全身麻醉的原理，真的没搞清楚。

从原理来说，麻醉可以简单地分为两类：有意识的和无意识的。

有意识的包括常见的腰麻、硬膜外麻醉以及只让一只手麻醉的神经阻滞；无意识的就是全身麻醉和静脉麻醉。

有意识的麻醉，原理很简单，通过局部麻醉药，阻断神经纤维的电活动，让神经冲动不能产生和传导，从而达到阻断痛觉的目的。痛觉就像一个开关，神经纤维上的痛觉、运动控制都有一个一个的开关。这些开关在"电力"稳定的情况下可以正常工作，然后局部麻醉药一来，把电源给断了，于是什么"开关"都不管用了，也就达到了"阻断"的目的。

所以，基于局部麻醉药的麻醉，原理很好理解。

而全身麻醉的原理，却是一个宏大的神经科学问题。

全身麻醉用到的药物主要包括静脉麻醉药和吸入麻醉药两种。但无一例外，这两种药物的原理还有很多没有研究清楚的地方。

其中全麻中的镇痛药还算清楚一点，因为科学家鉴定了痛觉产生的相关原因——阿片类受体。

简单来说，当外界的刺激由神经纤维传导到大脑的时候，大脑需要根据不同的信号来形成特定的感觉。其中，痛觉的整合和产生就依赖大脑里面丰富的阿片类受体。它们分布在大脑的各个区域，负责不同的功能。有些负责痛觉整合，告诉你是这个区域疼痛；有些负责疼痛伴随的情绪和精神活动，导致疼痛的时候你会生气或者紧张；有些还控制胃肠道活动，导致疼痛的时候你可能会有反胃、呕吐等症状。不同区域的阿片类受体共同作用，形成复杂而深刻的痛觉。

医学上最强的镇痛药物，就是以芬太尼、吗啡这一类为代表的阿片类镇痛药，它们通过直接和阿片类受体结合，阻断痛觉的各个方面。其他结构相似的镇痛药的起效原理也大多和阿片类受体这个"开关"结合来发挥作用，以阻断痛觉的产生和传导。

这算麻醉药里研究得很清楚的一类。

麻醉性镇静药就不一样了。"麻醉"效果的产生，包含"无痛""深镇静"和"肌肉松弛"3个过程。"无痛"和"肌肉松弛"的过程都有原理清楚的药物，一对一地产生效果。"深镇静"这个问题却还没有完全弄明白。

这还要从麻醉的起源说起。

1846年以前，外科手术是一种非常野蛮、残忍的治疗。

为了让手术患者能够不挣扎、不动，医生会采用"打晕""灌酒"等方法，让外科手术得以进行。不用说，这种方法一定伴随着患者剧烈的疼痛。

1846年，美国的莫顿医生用乙醚实施了第一例现代医学上的全身麻醉手术，因为当时的人们发现，吸入乙醚之后，人就会睡着，过一会儿再醒来。更重要的是，吸了乙醚的人并不会记得睡觉过程中发生的事，对疼痛的反应也减轻了。于是，莫顿医生利用乙醚开展了一台口腔科手术。不出意外地，患者在睡眠中平静地度过手术。

尽管当时大家并不理解乙醚发挥这种作用的原理，但从乙醚出发，科学家探索了其他各种各样的气体，并从化学结构的角度，成功开发了现在广泛应用的吸入麻醉药——七氟烷、地氟烷、异氟烷等。

从名字就可以看出，这些药都属于氟烷类，从化学上说属于同一类物质，只是在特定基团上有差别。但是，时至今日，我们并不知道为什么这一类物质可以让人进入麻醉状态，或者准确地说，是深度镇静的状态。

最近几年，随着分子生物学和神经科学的发展，我们逐步发现，麻醉药物的镇静效果和大脑神经细胞上的几种受体有关，包括NMDA受体、GABAA受体、5-羟色胺受体等。

我们也发现，通过对这些受体的激活或者抑制可以达到镇静或者觉醒的效果。但不同于镇痛药物和阿片类受体的匹配，单独针对这些受体的作用，和临床上麻醉药物实际应用的效果还是有所不同。

这也说明，麻醉药物产生的深度镇静，可能是多种"开关"综合起作用的效果，甚至不同的麻醉镇静药产生深度镇静效果的原理也不尽相同。

如果大脑像一个房间，房间里面有100盏灯，配套有100个开关，为了达到大脑深度镇静的效果，需要关闭房间里至少60盏灯。那么，这一种麻醉药可以关闭1~60号灯来达到麻醉的效果，另一种麻醉药可能关闭的是20~80号灯。

不同的麻醉药，可以关闭不同的"开关"，但都能达到"关灯"的效果。麻醉药的剂量又和"关灯"的数量有关，剂量越大，"房间"就越"暗"，大脑的麻醉深度也就越深。因此，不同麻醉药物的组合、剂量控制，共同构成"麻醉深度"这个概念。

在实际工作中，麻醉医生常常综合使用多种麻醉药来达到给大脑"关灯"的效果。

比如，我会先给患者注射一些催眠药物，这些药物就和平时失眠时使用的安眠药一样，让大脑进入睡眠的状态。这个时候，大脑仍然是可唤醒的，醒来的感觉就和睡梦中被叫醒一样。

紧接着，我会再推入麻醉性镇静药，例如丙泊酚。这个药物会让大脑进入更深层次的镇静状态，这个时候外界的声音、触觉刺激等都会被抑制，大脑的很多感觉功能都会停下来，也就无法被唤醒。只能等到药物在体内被代谢完，大脑的功能才会逐渐恢复。

和丙泊酚类似的还有氟烷类吸入麻醉药。通过气管导管或者面罩吸入体内，氟烷扩散进入血管，溶解在血液中，然后扩散入大脑，发挥作用。这种对大脑功能的抑制是呈剂量依赖性的，不论是吸入还是静脉麻醉药，药物剂量越大，抑制效应越明显。

那么在没有BIS监测的时候，麻醉医生如何来判断大脑"关灯的数量"呢？这个判断依据就是体征。

其实在没有BIS监测以前，麻醉医生对深度的判断主要基于手术过程中生命体征的波动。这源于一个很简单的原理——如果麻醉深度合适，那么手术刺激应该不会影响血压、心率等生命体征而让其发生波动，因为麻醉药物把大脑"屏蔽"了，大脑对血压和对各种生理反射的调控自然不应该有大的波动。

等把这些原理捋完一遍，我重新看监护仪的所有数据——心率和血压仍然稳定，麻醉药物的剂量仍然同前，手术操作的强度并没有增大。

但BIS数值仍然在70左右徘徊。

我并不打算增加麻醉深度。

手术室的门突然打开，朱老师迈着轻松的步子走进来，一边说着："应该快结束了吧？还平稳吗？"

我仿佛像看到一个大救星，连忙和朱老师说了我的怀疑：麻醉深度合适，BIS的数值不准确，也没有发生术中知晓。

"哈哈，你想多了。BIS有的时候是会不准的，只能作为参考。最关键的还是从生命体征来看。你的药物都进去了，患者的药物代谢速度也不可能突然改变，心率、血压都正常，那说明麻醉深度就是平稳的。"朱老师拍了拍我的肩膀，我瞬间放松下来了。

"术中知晓是一样的道理。发生术中知晓，要么因为麻醉剂量不足，要么患者有吸毒用药史导致耐量增加，这些情况在这个患者身上都没有，那么我们就不用担心术中知晓。"朱老师补充说，同时也指着BIS监测的机器，"BIS是监护的一个维度，但不能只看这一个维度。"

患者顺利苏醒以后，我带着忐忑的心情问："睡得怎么样，有做噩梦或者有不舒服的感觉吗？"我不敢直接问他术中是否有过意识的恢复，哪怕只是浅浅的模糊感觉。

"我睡得挺舒服的。谢谢你，医生。"患者的声音还不是很大，但从他的表情看得出来，应该没有什么不舒服。

我一直悬着的心，终于放下了。

麻醉并没有那么"精确"

在后来的工作中，我逐渐理解到，麻醉的绝大多数工作，其实正是在麻醉深度中探索平衡。

我们希望达到最完美的深度镇静——大脑不被手术的刺激所影响、生命体征维持平稳、手术条件充分满足、疼痛可控。

但要达到这样一种平衡，却异常艰难。

麻醉药物并不完美，在把大脑这个"房间"的"灯"关闭的同时，也会对身体的其他方面产生影响。例如：丙泊酚会对心脏产生抑制，降低血压和心率，减少冠脉的供血；吸入麻醉药可能增加术后恶心呕吐的发生率；芬太尼一类的镇痛药效果卓越，但大剂量应用时有可能增加术后并发症的发生率，甚至可能导致认知功能障碍……

在使用这些药物的时候，我们总希望探索最佳的药物剂量——既不额外增加并发症的发生率，同时能达到足够的麻醉深度。

但实际上，每个患者的用药剂量都不一样。

上学的时候，每种麻醉药都有一个推荐的用药剂量，根据体重计算，然后得到一个明确的数值。但在实际工作中，这样直接计算得出的剂量常常不能满足要求——要么麻醉过深，血压、心率掉得太快；要么麻醉深度不够，插管和手术的时候心血管指标变化像过山车一般剧烈。

对麻醉深度的研究和探索，似乎永远没有尽头。

1951年，氟烷被应用于临床麻醉。

1983年，丙泊酚在英国开始临床试验，并在世界范围内应用至今。

这两种药物已经成为现代临床麻醉的基本药物，是几乎所有全身麻醉的核心。然而这两种药物的麻醉原理，时至今日也没完全研究清楚。

全身麻醉的原理，本质上是神经科学中觉醒、记忆、感觉等多个问题的综合。尽管现代麻醉学已经能通过使用这些麻醉药物实施安全有效的手术麻醉，但大脑仍然是现代医学中最大的黑箱，针对麻醉原理的研究仍有赖于对大脑的进一步认识。

但这并不影响每一次和患者术前谈话时，我很自信地对他说："没关系，你不会有任何感觉，就是睡一觉的事情。一觉醒来，手术就做好了。"

在后来很多次使用BIS监测麻醉深度的时候，不同的手术类型，我看到过不同深度的BIS数值。有些手术刺激不大，麻醉药的剂量给得不多，BIS的数值也比较高；有些手术创伤大，我尽量维持深一点的麻醉深度，BIS的数值有时候会报警过低，但参照生命体征和其他参数的情况，我也不会担心麻醉深度的问题。

从已有的经验来说，意识的有无并不存在清晰、明确的界限。我无法得知在多少剂量下，患者刚好处在"有意识"和"无意识"的分界点。相反，更多的时候，我们会先将一定量的麻醉药物给入，再通过多种体征数据来判断麻醉的深度是否足够。因此，全身麻醉大概就是在一个广阔的"无意识"的范围内，去探索适合不同手术的不同麻醉深度。

我也逐渐认识到，"界限清晰"在医学上可能并不存在，"超过某个数值就应该处理"的理念放到具体的个体身上，可能并不适用。

在2022年的某一次医学会议上，我汇报了一个关于医学数据库的回顾性研究，其中有一个结论提及一类重症患者到底应该维持怎样的血压。

按照医学界通用的理论，超过140mmHg的收缩压应该被认定为高血压，而高血压会带来很多弊端。但从那份研究中，我们发现对于有些患者，收缩压的控制目标应该超过140mmHg，收缩压低于130mmHg的话，这类患者的风险将急剧上升。

这是一个刷新认知的结论，因为按照以往的经验，130mmHg左右的血压是无需干预的，只有超过140mmHg时才考虑给予药物处理。

可见，处理与否的"界限"其实并不清晰，对不同的人，这个界限常常是变化的。这也要求麻醉医生在麻醉过程中，不能单纯依靠剂量公式给药，而要结合尽可能多的数据和尽可能广的指标，来综合判断麻醉深度的问题。

我仍然记得在那台肺叶切除术中，面对BIS数值的逐渐上升，而其他生命体征却平稳的时候，我内心当下的矛盾和疑惑。

尽管我仍然无法解释为什么会出现那种情况，也无法肯定地说BIS数值是否能作为重要的判断依据，但让我逐渐清晰的是，我不再是过去那个依赖"界限清晰"的理论去做临床麻醉的人。

说实话，很多时候，我并不会把麻醉药的剂量严格、精确地按照体重计算出来。但这并不影响我通过很多个监护数据和参数，判断我认为理想的麻醉深度和药物剂量，并最后通过实时的反馈加以调整，从而达到麻醉目的。

每次我将这一点向对我的工作感到好奇的朋友坦诚时，他们常常表现得非常诧异："你们不就是应该精确地计算剂量吗？多一点、少一点，不是都会对脑子有影响吗？"

谁知道呢？

没有人真的知道这些药物进入身体以后具体发生了哪些变化，也没人能准确描述出，大脑丰富的神经细胞在有意识和无意识的情况下是如何"沟通"和"交流"的。

只要大脑的奥秘没有被完全解开，全身麻醉的原理可能就无法完全得以阐释。但这并不影响麻醉医生根据现有的理论安全有效地实施麻醉。

有些时候，患者从麻醉中苏醒过来，他们甚至略带兴奋地告诉我："这是他们睡过最舒服的一觉。"

深呼吸，开始麻醉了 🖊️

———— ⩗⩘ ———— 科普小问答 ————————————

1 麻醉过深会影响大脑的功能吗？醒来会不会变傻？

从目前研究得到的结论来看，绝大多数情况下，合理、规范的麻醉并不会产生长期的神经损伤。但对于一些大脑功能退化的老年人，长时间、大剂量的麻醉，可能造成术后短时间的认知功能障碍，严重的可能会产生长期的认知改变。

近几年来，麻醉学研究逐渐深入认知功能保护领域，越来越多的新技术、新理念被应用于临床，麻醉变得越来越安全。

2 麻醉医生会根据体重精确计算麻醉药的剂量吗？

说实话，麻醉药的剂量是一个较为宽泛的范围，除了体重这一基本因素外，还要考虑手术类型，手术创伤程度，患者的年龄、营养状况、基础疾病等因素。最佳的麻醉剂量往往不能单纯根据体重计算得到，而是要在麻醉过程中，根据心率、血压、呼吸等多种因素来综合判断。

因此，体重只是一个基本要素，在实际中，麻醉医生更多依赖其他指标来综合判断，以达到最佳的麻醉效果。

照着教科书看病

胰腺炎的病因就这几条，我一边对着教科书"按图索骥"，一边打电话向老师求援，却仍一无所获。老爸倒想得挺开："虽没找到正确答案，但排除了错误答案，也不错。"

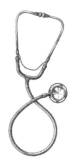

老妈给我打电话的时候，我正琢磨休假去哪里旅游的事，一听说老爸的胰腺炎又犯了，二话不说订了回家的机票。

老爸的胰腺炎并不是第一次犯，第一次出现的时候还是在我高三那年的冬天。

老爸的胰腺炎

我爸是一名司机，经常出差。开长途车出差的时候，常常靠吸烟提神。开长途饮食不规律，有的时候来不及吃饭，有的时候随便吃个面包对付一下。开完长途下了车，碰上当地一些特色的美食又暴饮暴食，加上经常久坐不动、饮食不规律、吸烟、重油重盐。现在想起来，老爸那会儿的生活方式把胰腺炎的高危因素都占了个遍。

不知道是日积月累的原因还是我高三那年老爸出差太过频繁，某一天老爸突然说肚子痛，吃了一些胃药也不见好，直到晚上疼得受不了，才迫不得已去医院看。

医院急诊科的医生看着老爸远高于正常值的血淀粉酶，当机立断给老爸办住院、禁食禁水，然后接下来几天又是挂水用药，又是检查病因。一顿操作下来，老爸肚子还是疼，只好转院。

伯父开车一路把老爸送到上级医院，然后在急诊留观室住下。我拿着银行卡和病历在偌大的医院来回跑，缴费、拿药、约检查……忙完回到病房，看到老爸侧身蜷在病床上，周遭也都是各种疼痛缠身的患者，只有深深的无力感。

直到接下来几天，随着每天静脉输液越来越少，老爸从可以喝一点水，到开始吃一点流质食物；再到来查房的医生也从原本的围满整个病床，到只剩下一两个，最终老爸的病情好转出院。

当时的我没有一点医学知识，在医院甚至分不清门诊和急诊的区别，只觉得老爸康复出院已是万幸，病好了比什么都强。

从那以后，大概因为胰腺炎的疼痛确实让人"痛"定思痛，老爸的饮食和作息都规律了不少，接下来几年也都没再复发过。直到2021年春节，回家过年的时候，老爸又开始腹痛了。

春节家庭聚餐，难免好几天美酒佳肴。某天晚上老爸又说肚子痛，那会儿已经开始读研的我，立马警觉起来，脑海里顿时回想起急腹症的鉴别诊断——那可是从外科学期末考到毕业考研，再到执业医师考试都必考的内容。

我立马在老爸身上来了一套标准的内科学查体，从腹痛位置、疼痛性质、按压痛及反跳痛情况，到饮食回顾、前两年的体检指标、既往腹痛的历史等，半小时后，我拉着老爸直接上了医院。

"上腹疼痛2小时，有压痛、反跳痛，既往有胰腺炎病史。"冲到急诊室，我直接把病例要点给接诊的医生总结了出来。

他略感意外，但一听也知道应该是学医的同行，所以直接说："那先抽个血检查一下吧。"

"加个CT，虽然可能影像上还不明显，但要查一个看看。"我在诊室又补上了一句。

接诊的医生略感惊讶，把CT检查单开好递过来，问了一句："哪个科的？"

"还在读研，麻醉科。谢谢，我们先去做检查了。"我转身带着老爸往外走。

一句话没说的老爸还很诧异，询问为什么要额外拍CT。

"我觉得你这个是胰腺炎又犯了，拍CT是想看看胰腺情况严不严重，虽然大概率现在还不能完全看出来，但有点迹象也能帮助诊断。抽血结果、CT结果和腹痛是诊断标准，满足2个，你就会被确诊。现在腹痛有了，就看抽血结果和CT结果哪个能帮助诊断。"我一边推着轮椅，一边给老爸解释。

老爸一听可能是胰腺炎复发，一下子担心了起来。大概是想起几年前折腾将近一个月的痛苦经历，原本还说"不是很痛""没关系""不用去医院"，这会儿一句话不说了。

"你别担心，你这个情况发现得早，刚开始痛就来医院了，情况不会太严重的。"我稍微安慰了一下担心的老爸。

果然，血清淀粉酶的变化还在正常范围内，CT结果上胰腺的位置也看不出明显的炎症，急诊医生看了看报告，又给老爸查了查体，最后决定留观。

我完全支持，连连感谢医生，顺带给老爸解释："血清淀粉酶升高一般出现在胰腺炎发生后的6～12小时，现在时间还没到，CT结果上也看不出来。你先在这留观，过一会儿再复查一下，诊断明确了才能治疗。"

后来大概过了3小时，再抽血复查的时候血清淀粉酶果然升高了，老爸接着住院治疗，折腾了1周才好。好在那一次症状不算太重，过年时老家医院的人手也不足，各种检查预约时间久，我又要赶回上海上班，就没有细查病因。

这一次老妈打电话来说老爸又复发了，我想趁着休假的时间，回去好好查查病因——知道病因，对症下药，理论上复发概率也小一些。

医生和家属的共同诊断

胰腺炎是消化病学的常见病，也是几乎每一个临床医学生的考试重点内容。从第一次学习《内科学》结束参加期末考试，到本科毕业考核、考研要考的《西医综合》，再到执业医师考试等，各个不同阶段的医学考试，胰腺炎几乎都是必考的内容。

对于一个已经是规培三年级、马上要毕业开始正式医生生涯的人来说，对胰腺炎的病因诊断总该能查出些线索来。再不济，我还可以打电话找上海的老师远程会诊。

胰腺炎归根结底是常见病、多发病，我不信，困扰老爸多年的胰腺炎会难倒我。

刚从机场赶回家放下包，我就直接冲到医院。老爸已经由急诊入院收入住院病房，管床医生也已经开始标准的胰腺炎治疗流程——禁食禁水、解痉止痛、营养支持、抗感染、生长抑素治疗。

到达病房的时候正好赶上医生晚查房，我表明了自己医学生的身份，说："我爸的胰腺炎是老毛病了，这一次除了常规治疗之外，也想好好查一下病因，不然怕总是复发。"

"没问题，我们可以一起讨论。到时候检查、医嘱这些，你直接去医生办看。"管床医生也很好说话，可能难得碰到一个懂医学的患者家属，一下子话也说开了。

"你是哪家医院的？"临走的时候管床医生问。

"上海长海医院，不知道您听过没有？"我回答道。

"我知道！我知道！我还去你们医院进修过呢！只不过我进修那个时候你可能还在本科。你们医院的人都很厉害！"管床医生像见到熟人一般，聊得更加开心了。

"谢谢，这次我爸要麻烦您了。到时候检查什么也要您多费心看看。"听到管床医生也算半个自己医院的同事，我放心了很多。

虽然我不是消化科医生，但也知道对于胰腺炎这种常见病，病因诊断无非从常见和罕见因素两方面入手。

常见因素好查，梗阻性因素、酒精、高脂血症，这些都有对应的检查项目可以明确。如果不是常见因素，我也可以打电话请医院的老师远程会诊。

总之，按图索骥，一项一项排除，总能找到病因。

老家的管床医生也很尽职尽责，听到我想好好查查病因，郑重其事地把我叫到办公室，仔细询问病史，逐个排查。

急性胰腺炎的发作，最常见的因素是梗阻。胰腺是一个分泌器官，分泌很多消化液到肠道里。一旦分泌的管道出现梗阻，消化液流不出去，就会淤积在胰腺里，导致消化液把胰腺自身给"消化"了而引发胰腺炎。

梗阻性因素有很多，胆结石是最为常见的。因为胆囊和胰腺共用一个位于肠道的开口，有时候小的胆结石从胆囊里跑出来，卡在了这个"共同出口"，就会导致梗阻。但这个因素一开始就被排除了。

"我爸前2次胰腺炎都查过结石，都没有。胆囊里也都是干净的，没有石头，这一点可以排除。"我拿出之前2次的病历资料给管床医生看。

"你爸这一次住院我们也查过结石因素，可以排除。"管床医生调出这一次的超声检查结果。

如果排除结石，那么还有一个因素，就是胰腺和胆道的"共同出口"太过狭窄，导致胰腺分泌消化液的时候开口流出消化液的速度慢。"水管口"的流速减慢，管腔内部自然压力高，压力一高，就压着消化液和胆汁往胰腺里逆流，同样会导致胰腺发炎。但这一条也可以排除。

"我爸第一次胰腺炎的时候，我就怀疑过这一点，当时做过ERCP（内镜逆行胰胆管造影），我这还有结果，应该不存在胰胆管缩窄的问题。"我拿出10年前的一张影像片子。

我清楚地记得那个时候我陪着老爸做检查，看着有3根手指粗的黑管子从老爸的嘴巴里进去。医生在一个房间里折腾了半天，最后在外面等待的我才领到一张黑白影像胶片和一张报告。

那个时候的我并不知道这是什么，只知道医生说这是治疗的一部分。而今天再次拿起这张片子和报告单，我一眼就看出这是ERCP。

ERCP的原理很简单，就是将一个很细小的管道，从嘴沿着食管和胃进入十二指肠，再顺着胰胆管的"共同开口"伸进去。一方面，可以检查胰胆管是否有梗阻、结石堵塞或者狭窄；另一方面，也可以通过打造影剂来观察胰胆管的结构，明确胰腺和胆道的病变。

10年前的报告里就写道"未见结石和狭窄"，这说明胰胆管结构上应该没有大的问题。

"但是毕竟是10年前了，也不能作为参考。要不这一次我们做一个MRCP（磁共振胆胰管成像）吧，再明确一下。"我看着已经有点发黄的ERCP报告，担心过了这么长时间，情况可能能有变。

MRCP和ERCP一样，都是检查胰胆管结构的方法。只不过MRCP不是把内镜伸进肠道里看，而是由磁共振的专门性检查序列，对胰胆管中的液体进行显影，从而展示胰胆管的结构。如果存在梗阻、狭窄或者结构异常，这种显影在影像上会有明显的缺损或者狭窄部位，这样就可以明确梗阻性因素到底是不是导致胰腺炎的罪魁祸首。

"做MRCP，还不如直接做上腹部的增强核磁共振（对比增强磁共振血管成像），也有MRCP结果。这样如果有梗阻，也可以对照看导致梗阻的原因是什么。"管床医生完全理解我的目的，进一步提出的增强磁共振也的确能够更加精确地和MRCP一起明确诊断。

这一个建议，可能还有另一个考虑。

"您觉得有可能是肿瘤吗？"我试探性地想明确我猜测的这一个"考虑"。

"我觉得不能排除，明确一下更好。因为我觉得你爸不太可能有结石，如果没有结石，但仍然有梗阻性因素存在，那么排除了结构本身的异常，肿瘤就是不得不考虑的因素了。"医生的话很有道理。

尽管我知道这一份判断完全出自理性而万全的考虑，但提到"肿瘤"这个词，我的内心还是"咯噔"顿了一下。

胰腺癌是"癌中之王"一般的存在。在我有限的工作时间里，经手治疗过一些胰腺癌手术的患者，因此对这个癌症，的确心存恐惧。增强磁共振可以通过造影剂更好地明确胰腺组织中不同组分的分隔和区别，是无创条件下明确肿瘤的最佳手段，医生的建议的确很对。

"那就干脆再加一个CA19-9（糖类抗原19-9）检测吧。如果真有肿瘤，标志物也能相互佐证。"我把考虑想得更深一层，把肿瘤标志物也覆盖进来了。

其实这一层考虑有些没必要。一方面，早期肿瘤的肿瘤标志物不一定有变化；另一方面，即使真有肿瘤，这个肿瘤标志物也可能不变，而其他肿瘤标志物发生了变化。

"但这是对胰腺癌敏感性最高的肿瘤标志物，往最坏方面想，万一真有新生物不能确定性质，肿瘤标志物的变化也能给个佐证。"我心里嘀咕着，想着多检查一层，总不是坏事。

"行，我都给开上。"医生看了看我，大概猜到我的考虑，没再多说什么，转头在电脑上把检查项目一个个安排上。

在办公室讨论完回到病房，爸妈问我接下来怎么办，要做哪些检查。

"要做磁共振，要抽血，同时还有一些其他的常规检查。做磁共振，可能在里面待的时间比较长，到时候你要配合一下。其他的没什么。"我给老爸打了个"预防针"。"检查时间长不是问题，那这次做完能够明确病因吗？大概会是什么问题呢？"老爸听到要做很多检查，脸色有些低沉。可能在他看来，检查做得越多，说明病情越复杂，本来就因为住院而忧虑的心情一下又蒙上了一层灰。

"现在就是在找病因。急性胰腺炎的首要病因是梗阻，就是看你胰胆管是不是堵住了，导致消化液在胰腺里出不去。做磁共振就是想看清楚到底有没有堵住，是什么东西堵住了。现在只能等检查出来才知道。"我试着跟老爸解释这个检查的意义。

"那抽血呢？抽血是要查什么？"老爸紧接着又问道。

"抽血就是常规检查，辅助来看的。"我没把怀疑肿瘤的事情告诉他。在我看来，本来就很担心的老爸要是知道我们在怀疑肿瘤因素，检查结果出来以前估计心情都是阴沉沉的。

没确定的事，没必要弄得人心惶惶。

找不到的病因

检查做了快半小时，老爸从磁共振检查室出来的时候连连抱怨："半个多小时，我都不能动，太难受了。"

纸质报告要等2天才送来，我先和管床医生在电脑上看影像结果。

"这样看起来胰胆管结构都挺好的，也很通畅，不存在梗阻上的问题啊。"医生看到结果也略感惊讶。原本以为第三次发生的急性胰腺炎，胰胆管多少会有些梗阻，结果影像结果显示一点梗阻都没有。

我庆幸这下把梗阻性因素排除了，肿瘤也就排除了，"那CA19-9应该也正常，对吧？"

"对，那个早就看过，结果是好的，肿瘤因素应该可以排除的。如果梗阻不是病因的话，那这个原因就难查了。"医生看着电脑上的MRCP结果，一下子没了头绪，他重新打开病历问道："你爸肚子痛之前，有喝酒或者高脂饮食吗？他平时血脂水平高不高？"

我知道医生在怀疑急性胰腺炎的另一大类病因——酒精和高脂血症。这也是诱发急性胰腺炎的常见病因。

喝酒的时候，如果饮食量增加，同时饮食习惯是重油重盐的话，对胰腺分泌消化液的需求会逐渐增大，胰液的分泌量也会显著增加。加上酒精本身也会促进胰液的分泌，导致胰腺内管道的压力急剧增加。增加的压力可能引起胰腺中一些腺泡的破裂，引发急性胰腺炎。而高脂血症本身就容易引发胰腺炎，原本就有高脂血症的人群加上喝酒和暴饮暴食，胰腺炎的发病率就会直线上升。

"我爸在第二次胰腺炎发作之后就很少喝酒了，就算喝，也只是一点点，量很少。前几天我问过，他应该不存在喝酒加暴饮暴食的情况。平时都是在家里吃饭，饮食也还算规律。"我回想起刚回来时候询问老爸发病的原因，那个时候听说老爸胰腺炎又发作，以为他又喝酒或者暴饮暴食了，结果询问下来，他那几天的饮食都很规律。

"平时血脂呢？"医生补充问道。

"之前血脂水平是高的。2022年因糖尿病住过一段时间医院来调整血糖，同时加用了降血脂的药。他刚入院的检查应该能看到。血脂我记得是不高的。"我指了指电脑上"检验检查"一栏。

点开一看，老爸从入院以来的血脂都不高，几个指标都在正常范围内，降血脂的药也在规律地吃，高脂血症应该很难成为胰腺炎发作的直接病因。

"还真是难办，你爸这个情况确实很难明确病因是什么啊。如果血脂控制得比较好，梗阻也没有，酒精饮食因素也没有，那还能是什么原因呢？"管床医生也陷入了困境。

"您这边一般还会查什么吗？是不是还有一些其他指标需要再看

看？"我自知不是消化科专业出身，常见因素都一一排除以后，我也没了方向。

"其实很多患者的病因相对明确，要么是结石，要么是饮食上的因素，很好判断。一些很难明确的病因，我们也没办法放开手去查，不像你是学医的能理解。很多患者家属觉得做了这么多检查，什么都没查出来，我们没办法交代。"医生也不知道该怎么办。

"这样吧，你把这个片子还有报告，还有他的一些情况给你上海那边的老师说说。看看他们有没有什么建议。"管床医生的一番话点醒了我。

对啊，还可以找外援！我立马把病史情况写成一小段总结，然后把检查和检验的结果一一拍下来，整理成一个文档。

"影像片子，我打算再请老师看看。您看能不能请影像科把数据拷贝出来呢？"我担心光凭一个报告，老师很难判断，于是和管床医生提出申请把影像的原始图像导出来。

"没问题，我和他们说一下。你下午就可以去拿。"

我把相关资料整理好，发给消化科和影像科的两位师姐，请她们再各自问问下一步应该怎么检查诊断。两位师姐都爽快地答应了，说第二天给回复。

回到病房，爸妈连忙问我检查的结果怎么样。

"检查结果都是好的，胰胆管结构很通畅，这是好事。但是这也只是排除了梗阻这个病因，真正的病因到底是什么，还是不清楚。"

我面露尴尬的表情，不知对这个结果该报以笑容还是皱眉。

"那接下来要怎么办呢？"老爸的眼神有些急切。

"你现在肚子还痛吗？感觉好一些了没？"我想起这几天一直在关心病因诊断的事，都没仔细留心老爸的病情症状有没有进一步变化。

"好多了，动的时候还是会痛。那现在这个情况，接下来还要查什么呢？"老爸带着刨根问底的架势，胰腺炎的腹痛好像都不重要了。

"检查结果和情况都发到上海的老师那边了，明天看她们怎么说吧。"

第二天中午，医院消化科的老师打来电话。

"小蒋，你爸爸这个情况我看了一下，胰胆管确实是没问题的，没有梗阻，也没有狭窄。然后你说他血脂还好，那也可以排除这方面的因素。我在考虑是不是可以再查一个血清IgG4。因为你爸这个情况，也有一定可能是自身免疫性因素导致的，可以看看抗体有没有变化。"老师的一番话给了方向，但随后也泼了一点冷水："如果自身抗体也没变化的话，那其实要查出来就很难了。这个因素很多，很难真正查清楚。我觉得排除了梗阻这种结构性问题后，控制好饮食和血脂等方面就好了。"

"谢谢老师，我看看这边能不能查血清IgG4，反正想到的可能性都看看。实在查不出来，也没有办法。麻烦老师了！"

我马上去医生办公室询问老家的医院能否检查血清IgG4，管床医生打电话到检验科询问，回复说："能做，但是要送到上级医院检测，检测结果3天可以返回来。"

"那麻烦把这个也查一下吧。"我的语气里带着坚决的态度。等待结果的3天时间里，我不断翻找急性胰腺炎可能的病因，甚至找到最新的诊断指南，对照着检查一项一项排查。但每一次发现"蛛丝马迹"，一问消化科的同事，立即又被排除了可能性。

第三天的时候，管床医生来晚查房，嘱咐明天开始，老爸可以开始吃一点流质食物了，这说明病情已经好转，接下来就会逐步恢复胃肠道功能，康复出院。

查房结束，医生顺带说了一句："抗体是阴性的，自身免疫性的因素也可以排除了。"说完深深叹了口气。

我跑出去好好感谢了查房的几位医生，近一周的"折腾"，也确实让他们在老爸身上付出了更多的精力。

"检查都开了这么多，来来回回这么多次，实在是给你们添麻烦了。"我略带歉意地给他们道谢。

"千万别这么说，应该是我们谢谢你愿意相信我们，配合做这么多检查，即使最后还是没有查出原因。换作其他患者，估计家属已经把办公室闹翻天。"管床医生开玩笑地说道。

的确，检查费用并不便宜，有些甚至是完全自费的。付出这么多，患者也跟着受了不少罪，最后却没查出个所以然来，换做普通患者家属，肯定受不了。

作为一个医生，我能理解诊断一个疾病需要经历的过程、满足的标准以及不确定的问题。我能明白不同检查的目的，它们彼此之间的区别和对疾病诊断的意义。但对于普通患者来说，像胰腺炎这种再常见不过的疾病，在好几番大检查之后仍旧没有思路，大概率会认为是医生的医术不行，猜疑和不信任就此产生。

但医学是不确定的科学，即使是一个再明确不过的疾病理论，放到一个具体的人身上，也会存在特殊性和不确定性。一些棘手的问题，可能要做一堆检查才能发现原因。也有一些问题，做了一堆检查以后，还是没能发现原因。

医生的"按图索骥"

老爸出院的时候，胰腺炎的症状已经完全消失，除了因为禁食禁水稍微消瘦了一些以外，身体好像没受什么影响，甚至回家以后胃口还更好了。

拿着一堆的检查结果和报告，我仍有些无奈——为什么就是查不出病因来？明明把能做的检查都做了。

我突然意识到，即使是全程参与整个诊疗过程并熟悉所有诊断逻辑的我，在以患者家属身份面对这样一个结果时，仍旧很难接受。因而，我更加能理解那些完全不懂医学的普通大众，在得知医生尽力想要找到病因，最后却无功而返时，所产生的质疑和难以接受的态度。

我和老爸解释说："上海的老师都看了你的检查结果，情况也都了解过。但这么多番检查下来，确实没有发现直接导致胰腺炎的病因。所以之后也只能多注意饮食，避免高脂食物、酒精这些危险因素了。"

老爸稍显失落，但看着我连续1周每天跟着医生查房、开医嘱，几个晚上在医院走廊和老师通电话询问诊断，他也知道我尽力了。

"查不出来就查不出来嘛，算了。也不可能所有病都能查明白，不然也不需要你们医生一个个的念这么多书，吃这么多苦了。"老爸反倒安慰起我来。

学《诊断学》的时候，上课的老师十分强调诊断思维。

思维是抽象的东西，说到底，年轻医生诊断时大多是"按图索骥"的思路，凭借自己所学的知识去逐个缩小疾病范围，最后诊断出最有可能的那一个。有经验的医生，这个诊断过程会缩短很多，但从基本症状开始逐步缩小范围的过程是一致的。这个过程中，最为关键的要素是逐步缩小范围的依据，也就是"按图索骥"中的那个"图"。

刚上临床开始麻醉的时候，我特别害怕麻醉以后患者的低血压问题。如果不及时纠正低血压，轻则影响组织器官的血管，一些器官可能由于血供不足而出现功能障碍；严重的可能直接导致心脏缺血和心搏骤停，危及生命。

导致麻醉后低血压的因素很多，麻醉药物因素、血容量因素、药物过敏因素都有可能。要纠正低血压，先要知道低血压的原因，这和分析老爸胰腺炎的病因是一个道理。

先考虑麻醉药物是否过量。过量的麻醉药物对心血管有抑制作用，自然导致血压过低；排除了药物过量的问题，那么就要考虑是不是血容量不足，这个时候可以检测静脉压力、检查每搏量变异度，甚至粗略看看脉搏饱和度曲线有没有漂移；如果这些因素也被排除，再考虑是不是出现了药物过敏，身上有没有红疹，气道压力有没有增加……

每一项的判断依据，都来源于一个明确的检查结果，有些如测个压力、看个仪器数值一样简单；有些则要依靠一些大型仪器，需要预约排队才能拿到结果。但归根结底，这些都是诊断思维中做出决策的依据，是同等重要的"引路石"。

10年前，陪老爸去看胰腺炎的时候，我在诊室里看着医生给老爸查体，检查腹部的疼痛、测血压、量体温；而后我拿着开出的几张检查单，去缴费、排队，然后等到时间差不多，再让老妈扶着老爸过来做检查。那个时候的我以为，做完这些检查，就能赶快用上药，病就能快点好。

10年后，我在医生办公室，作为一名半参与治疗的患者家属，面对管床医生开出的一张张检查单，然后同样去缴费、排队，等到差不多排到再让老妈扶着老爸过来做检查。只是10年后的我才明白，即使做完这些检查，也不一定能找到最对症的药，更不一定能让疾病快一点好。

并不算长的工作经历让我明白，现代医学发展的近200年时间里，我们真正能治愈的疾病并不多，真正能搞清楚的发病原理或是疾病进展过程也很少。如果要说这200年来医学的进步是什么，那就是我们不断接近正确答案的过程和方法。

休完假准备回上海的时候，老爸去机场送我。

进机场前，我叹了口气："回来这一趟也没能找到你胰腺炎的病因是什么，以后你还是要多注意。"

老爸反倒轻松了很多，语气有些满足："没找到正确答案，但你至少排除了错误答案嘛！"

我一下子笑出了声。老爸说得对，如果找不到正确答案，那么排除掉一些错误答案，也是一种成功。

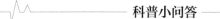 **科普小问答**

为什么看病的时候，很多医生直接让患者去做检查？

现代医院专科分科细致，对于常见病、多发病，很多专科医生都有丰富的经验。患者进入诊室说明自己的情况以后，医生大多会有一个范围的判断，心里已经圈定几种疾病的范围，而更加精细的诊断，有的时候很难再通过问诊得出。这个时候往往需要借助辅助诊断技术来进一步明确。

同时，做检查过程中，超声、影像、内镜、检验等专科医生也会根据检查结果对疾病进行判断，为主诊医生提供意见，从而更好地避免诊断偏差，提高诊断准确性。

现在医学中的疾病分型、分期，很多都是基于客观检查结果的数据进行判断的。获得具体的检查结果数据是进行疾病分型分期的前提，也是制订治疗方案的依据。

8.

高原无痛

　　刚到西藏开始医疗援助，抢救的失败就给我们"上了一课"。没有手术做的麻醉医生还能干什么？我和孙队长说："让我来开个高原的'无痛'门诊吧！"

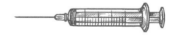

到达西藏之前，我始终告诉自己"只做有十足把握的事"。

三四千米的海拔高度、低氧、常见病和患者群体的基本状况都不清楚，医疗工作开展起来"危机四伏"；加上事先了解到的当地医院基本情况——"就相当于我们这边的社区卫生服务中心，甚至有些硬件可能都达不到那个水平"，因此，对于3个月的援藏工作，我的内心充满不确定性。

"我就是一个刚毕业完成轮转的麻醉医生，医疗队让我干什么就干什么好了。"一路上，我这么跟自己说。

条件有限的抢救

挂了电话，我拿着插管箱就奔下楼。

抢救室躺着的是2个穿着橙色工装服的建筑工人，听说是在附近工地坠落受伤的。

一个下肢骨折，意识还在，反应也还可以。另一个伤势较重，意识模糊，呼之不应，右股骨骨折，左小腿撕裂伤，双手还有明显的淤青。

我简单评估了一下第一个患者，立即进行气管插管。喉镜置入，声门都是痰液和血液的混合物，视野很不清楚。随着微弱的呼吸，声门在喉镜视野下隐隐约约。

我抓住患者呼吸的一个间隙，将插管导管插入声门——这下，呼吸稳住了。

此时患者的心率达到120次/min，血氧饱和度仅有80%，呼吸幅度弱，瞳孔散大，对光反射减弱，血压袖带测不出血压。

多发伤的患者，身体内部常常存在多处出血，因此，低血压、快心率是常见的反应。此时应该迅速建立静脉通道，补充循环容量，并通过药物支持循环。同时，要找到潜在的出血点，尽可能止血干预。

但是，护士一直打不进静脉针。

"叫B超室来做腹部B超，看看是不是腹腔有出血。给我深静脉穿刺包，我直接穿深静脉了。"我对旁边的护士说道。

由于血容量显著降低，外周静脉回流不足，静脉血管完全瘪塌，针很难打进去。此时为了建立有效的静脉通道，只能通过中心静脉穿刺，将导管穿刺进直接连通心脏的大静脉，这样可以迅速地给药并快速补充血容量。但这一操作，也伴随着许多并发症风险，要求麻醉医生有熟练的穿刺技巧。

我直接选择锁骨下静脉入路。

尽管这一选择会造成气胸、血气胸等并发症的风险增加，但因为患者颈部无法移动，颈内静脉的穿刺点无法暴露，锁骨下静脉穿刺更为快速和直接。

我仍然记得师父教我锁骨下穿刺时说的那句话："确定了位置就不要犹豫、不要怕，对准方向，负压进针。"

一针见血！我迅速置入导丝，再顺着导丝置入中心静脉导管，固定、连接、输液，一气呵成。

"袖带还是测不出血压，桡动脉几乎摸不到。"护士的语气十分急迫。

"先把去甲肾上腺素走上，把手术室那个有创动脉压传感器拿过来，还有血压模块，穿刺针给我。"我紧接着开始准备肱动脉穿刺。

抢救过程中，实时监测的血压是指导抢救药物使用的关键指标。过低的血压，袖带测不出，只能通过动脉置管进行有创监测。但此时，我完全摸不到肱动脉的搏动，拿着穿刺针，找不到进针的位置。

此时监护仪开始大声报警——心率降到30次/min，心脏随时可能停搏。

"快按。"我对着旁边来帮忙的医生说道，他正看着心电图，略显生疏地做好手势，被我一提醒，立即开始了心脏按压。

循着微弱的搏动，我把穿刺针缓慢刺入，大约进入1cm的时候，鲜红的血液回流进针管，我迅速进针固定，连接监护仪。动脉压的波形刚刚显示出来，监护仪就急剧报警——血压55/23mmHg，动脉搏动频率跟随心率进一步下降。

"肾上腺素，1mg静推。"我几乎本能地喊出医嘱。

心率的陡然降低，有可能是血压太低而无法支持心脏供血，但B超没有发现腹腔出血，股骨的出血量不大，骨折部位包扎的纱布也没有被浸湿——血压不应该这么低。

"给我手电筒，我看看瞳孔。"我怀疑脑出血加重了。

就在15分钟前，还能看到的对光反射，在此时已经几乎没反应，瞳孔进一步散大。这是我最担心的事情。

颅脑创伤所造成的脑出血，首先需要CT诊断，紧接着就是手术开颅减压。但援助的藏区医院，没有CT，也没有满足开颅手术条件的层流手术室和手术器械。唯一的办法，是支撑住体征，坚持到转运至上级医院。

只能背水一战了。

在第3支肾上腺素从中心静脉给进去以后，患者心率终于恢复过来，收缩压勉强维持在70mmHg左右。

"把去甲肾上腺素开到15，先静推2mL，碳酸氢钠溶液挂上。"我尽可能地增大血管活性药物用量来支撑住血压，同时纠正酸碱平衡。这里没有血气仪，所以没办法了解患者酸碱和电解质的数据。我只能凭借经验调整，但此时，患者心率又进一步往下掉。

"肾上腺素再推1支，再去找个输液泵把肾上腺素泵上。急诊科没有，就去手术室拿。"配置并不全面的抢救室，仅有1台输液泵，很多抢救药也配置不全。

刚说完这句话，监护仪再次报警——多发室早，二联律。

我看着心电图上穿插着的室早二联律，这说明此时心脏的功能已经明显紊乱，再往后就是室颤和停搏。

"给我1支利多卡因，另外肾上腺素1支静推，总量现在用了多少了？"我向旁边的护士问道。

"总共用了14支。"护士回答。

我看着时间，抢救进行了快50分钟，肾上腺素用量按照3～5分钟的重复剂量，14mg也算很大了。但即使在如此大的剂量下，心率仍然进一步下降。

"小蒋，能救回来吗？"负责援藏任务的医疗队队长孙主任从隔壁走过来询问。

"够呛，我再试试。"我把负责心脏按压的医生换下来，看着心电图的波形继续实施心脏按压，"再推1支肾上腺素，看能不能顶上来。"

5分钟、10分钟、20分钟……护士给我擦汗的时候，我才发现自己浑身都湿透了。

孙队长从隔壁忙完再过来的时候，我接近虚脱地在床边实施心脏按压："队长，心率实在维持不住，瞳孔散大了，我实在……"

"辛苦了，你休息一下。这边我们来处理。"孙队长拍了拍我的肩膀。

离开抢救室，我瘫倒在急诊科的走廊上，护士拿来氧气管给我吸氧。我拿起面罩扣在自己脸上，号啕大哭。

这是来到西藏的第二天，也是我作为医院援藏医疗队的专科麻醉医生，在八宿县人民医院工作的第一天。从昌都邦达机场降落，过业拉山，下72拐，沿着怒江峡谷一路向南，弯弯绕绕地走过1 000多米的落差，来到八宿县。

这是一个面积有2个上海大，人口却只有4万的县城。我和同行的另外8名医疗队员一起在八宿县人民医院工作。作为医疗队以及整个医院唯一的专科麻醉医生，我需要承担急诊手术、抢救等工作。原本以为事情并不会太多，但刚来的第一天就遇上这场大抢救，我和其他8名医疗队员都陷入了沉默。

后来病例讨论才知道，没救回来的工人其实并不是西藏人。他是河南人，老婆还在家里带着上初中的女儿，全家就靠他在西藏打工赚钱。因为西藏工地给的工资高，所以即使风险大，他还是义无反顾地来了。

抢救失败的原因令人遗憾——医院手术室不具备开颅手术条件，也没有神经外科的手术器械。

缺医少药，让即使前来医疗援助的我们，也捉襟见肘。

"各位老师，实在不好意思。我们这边条件有限，设备、器械，很多都缺。"讨论会上，医院的医生满脸歉意。

"在现有的条件下做能做的事情，条件差一点没关系，门诊也能看病，巡诊也能找到问题。"带队的孙队长也理解硬件条件不足带来的限制。

对于内科、外科医生而言，医院条件不足还能看看门诊，巡诊期间还能发药看病；但对于一个麻醉医生来说，手术室条件不足就像战士上战场没有武器，满身的力气无处发挥。

"多发的关节手术做不了，骨科创伤手术又缺少内固定的螺钉钢板，更别说胸外、脑外这些大手术。难道每天就等一些阑尾炎的急诊手术么？"我心里嘀咕着，就这点条件，大多数手术都开展不了，麻醉医生也太没存在感了。

手术室外的麻醉

尽管来西藏之前，老师和同事都嘱咐我配合好外科医生的工作就好，作为年轻医生，不要逞能。但真到了西藏，看到这边缺医少药的现状，还有医疗队的同事都各自忙碌的时候，医生那种"天然"的使命感又"作祟"了——我也应该做点什么。

或许是恶劣的自然环境以及长期缺医少药的现实，与病痛共同生活成了这里的人们再正常不过的选择。

某一天，诊室里来了一位藏族老奶奶，她的女儿是县政府的职工，尽管政府给她们家分配了带电梯的住房，但老奶奶仍然放不下老宅的土地。之前因为在地里做农活的时候摔了一跤，左手骨折。

"我妈妈还是想住在原来的屋子，家里还有几头牛，也种了些菜，她就是因为那天干活受伤了。"她的女儿给我们介绍病情。

如果不是她女儿知道县里来了一支医疗队要坚持带她来看病，老奶奶可能就忍着这样的疼痛过下去了。

陈旧性骨折，复位难度大，复位的疼痛更是难以想象。医疗队的孙主任带着2位本院的藏族医生进行手法复位，想通过保守治疗的办法，尽量让老奶奶的手恢复功能。

"这个复位过程会很疼，你们要跟她说配合我们，手臂放松，忍一忍。"孙主任让2位藏族医生，一个抱住老奶奶的肩膀，一个扶住她的上臂，他则抓住老奶奶的下臂和肘关节，牵拉、旋转，调整复位的角度。

骨折的部位本身就有疼痛，加上这样的"生拉硬拽"，老奶奶疼得直接叫了出来。

"忍一下啊，手放松，忍一下就好了。"孙主任嘴里安慰着，手上的活却丝毫没有停下。骨折的手法复位最好一步到位，越多次尝试就越难对准，还可能造成额外的血管和神经损伤。

2位藏族医生一边用藏语翻译着孙主任的安慰，一边皱着眉头观察复位的手法和角度——想想都觉得疼。

疼痛带来的本能反应，让手臂的肌肉无法充分放松，越紧张的肌肉又让复位变得越困难，这样一来二去，越痛的同时，复位效果还越差。

"我好多年没做过手法复位，太累了。"复位完，满头大汗的孙主任坐在办公室大喘气。

"我觉得如果还有这样的患者，可以让我试试神经阻滞，这边有超声，我可以在超声引导下把臂丛神经阻断掉，这样不痛了，肌肉也会更加松弛一点。"我试探性地提出我的想法。

"对啊！我之前怎么没想到？可以麻醉以后再做呀！下次！下次再有这种复位的，你就先打好神经阻滞。"孙主任一下被我点醒，当即给我布置作业。

原本只是随口一说，真要做起来心里还真没底。

臂丛神经阻滞一般是在做上肢手术的时候才考虑的。上肢的运动和感觉神经大多是从颈椎分出来的，它们在颈部聚集成几束神经丛向手臂走行，然后分散在整个手臂中。通过在颈部的特定位点穿刺，在神经聚集的地方用局部麻醉药进行麻醉，就可以阻断整个上肢的神经功能，阻断痛觉，也阻断肌肉运动。

但我从没有在手法复位上用过这个技术，因为这样的穿刺也伴随着风险，对神经组织、颈部的其他结构都可能造成损伤。做这个操作的时候总要权衡利弊，除非是疼痛太强烈导致复位存在失败的风险，否则没必要进行这个有风险的有创操作。但事情就是这么巧，第二天就来了一个"有必要"的患者。

这是一个刚上初中的藏族小孩，放学路上摔伤，导致肱骨远端骨折。

考虑到骨折情况不算严重，孙主任同样打算手法复位后石膏固定。孩子骨折复位要求更高，因为如果不进行准确复位，骨折端没有对上，就可能造成骨折端畸形愈合，日后还有可能引起肘关节发育不良，甚至有可能残疾。

不能因为这样一个摔伤，让孩子的手臂废掉，更不能因为复位不准确，影响他日后的生长发育。于是，为了减少复位时的疼痛，我先给他做一个臂丛神经麻醉，再交由骨科医生进行手法复位。这样可以适当减轻复位时的疼痛，也可以让他更好地配合骨科进行手法复位。

从妇产科借来超声仪后，我接过探头，在他的颈部进行穿刺定位。定位的方法并不难，超声显影也很明确，进针之前我对他说："我们在这里轻轻打一针就好，要忍住，不要动，打完，后面就不疼了。"

"嗯。"他闭着嘴巴闷声回应，眼睛紧紧地闭了起来。

进针的时候他稍稍皱了下眉，但后续深部进针和注射他再没有其他表情。等打好了，我说："都好了，接下来休息一下，马上就不痛了。"他也是闭着眼睛，轻轻点了点头。

等麻醉起效以后，孙主任又带着2位藏族医生一起复位。麻醉以后复位，疼痛感没了，整个过程更加顺畅。

复位、固定、影像确认，最后石膏塑形，当我们最后说"放心，等这里长好了，照样可以打篮球"时，这个藏族小孩才露出了笑容。

随后几天，他的手臂从水肿到消肿，从疼痛到不痛，5天以后，出院。几个月以后，他应该又是运动场上奔跑的少年。

我仿佛找到了新的工作方向！

"孙主任，您看这边手术条件太差，我们很难开展手术治疗。我想弄一个疼痛门诊，打打痛点注射、关节腔注射。这边的疼痛患者多，我觉得用得上。"我笃定地向孙主任申请。

"可以啊！这边关节炎特别多，有些吃药效果不好的，你就可以打打关节腔。"孙主任立即同意了我的想法。

县里的第一个疼痛门诊

尽管毕业以后绝大多数时间都在手术室工作，但我始终记得在上专业课的时候，《疼痛诊疗学》这门课的老师说的一句话："麻醉医生只能在手术室工作吗？不一定。对疼痛的管理，才是麻醉医生的核心技术。"

麻醉医生对镇痛药物有独到的使用经验，也熟悉疼痛的阶梯治疗。随着超声技术、影像技术的发展，麻醉医生也逐渐掌握了超声或者影像引导下的神经穿刺技术，可以针对性地解决急性和慢性疼痛。

例如关节炎、肩周炎等慢性疼痛，常规的治疗就是通过吃药来延缓疾病的进展，等病情进展到达到手术指征的时候再进行手术干预。但随着疼痛治疗技术的进步，关节腔内注射、肩周炎的痛点注射、神经阻滞等，在药物和手术的选择之间提供了新的解决方案。甚至针对早中期的颈椎病、腰椎间盘突出，这些治疗技术都有很好的效果。

于是，也有很多麻醉医生转行专职做疼痛科医生，在门诊中做穿刺介入治疗，解决各种急慢性疼痛问题。

尽管我并不是专业的疼痛科医生，但超声引导、神经穿刺、痛点注射这些技术，在轮转的时候都学习操作过，起码在现在工作的八宿县，没有人比我专业了。疼痛门诊就这样开起来了。

外科门诊的医生会根据病情，分流一部分患者到我这边来，建议他们采用镇痛治疗。他们绝大多数是一些骨关节炎患者，偶尔有一些肩周炎、腱鞘炎。

我的第一个患者是附近山上寺庙的喇嘛。

长期的修行生活已经让他的膝关节不堪重负，急性发作的时候甚至没办法走路，吃药也不管用。原本他来医院是想再开点止痛药，结果外科医生建议他做个关节腔注射，这才把他送到我这里来。

喇嘛不会说汉语，拿着缴费单一瘸一拐地走到诊室，有些手足无措。手术室的护士会说藏语，于是成了疼痛门诊的临时"翻译"。我让他坐下来，让我检查一下关节的活动度，刚准备把他的脚抬起来让膝关节打直，他就疼得直叫，两个关节的情况差不多。

"我接下来要给你两个膝盖各打一针，是治疗关节痛的。打的时候不要动，配合我一下。"我让护士给他翻译接下来要做的事情，他点了点头。

关节腔注射很简单，提前配置好药品，其中最主要是局部麻醉药，用来镇痛；还有一部分激素，用于控制关节炎的炎症，以减轻后续的炎症性疼痛；再一部分是非甾体抗炎药，加强效果。把3种药物一起溶解到注射器中，然后在髌骨内侧穿刺进针给药。

注射的效果立竿见影，效果维持的时间也更长。但我仍然嘱咐他，口服药还是要按时吃，急性发作的时候还可以再来注射。

虽然这不是"治本"的办法，但对于县里面的条件来说，这是最好的治疗。

他面带微笑地离开诊室，走之前还连连道谢，称赞我医术好，使他从刚进来时候的一瘸一拐，到注射后立马能正常行动。其实哪是什么医术好，不过是常见的药物和常见的方法，只不过这边医生不会这个技术，也就无从开展了。

这也让我意识到，高原上的疼痛，可以有更多的解决方法。

相比于具体的疾病，在很多人看来，疼痛不过是疾病带来的症状而已。因而，相比于治"痛"，治"病"显得更加重要。但大多数疾病很难完全治愈，减少并发症的发生、改善症状就是治疗的核心，比如一些风湿性疾病、骨关节炎以及轻度的腰椎和颈椎等疾病。疼痛本身也是治病的重点——治"痛"，也是治"病"。

研究表明，不进行治疗的慢性疼痛，不但会加重疾病本身的进展，时间久了还会引起神经精神方面的症状。一贯地忍受疼痛，自身难受，体验感差不说，还会引起神经系统的病理性改变，甚至发展成难治的神经病理性疼痛。

"关节疼痛，要坚持吃药，不是不痛了就不吃；也不能觉得止痛药不是治病的，就断断续续地吃。止痛药也是治病的药。"对于每一个慢性疼痛的患者，我都会嘱咐上一句。

除了基于"疼痛本身就是疾病"这个认识，治"痛"的考虑，也源于成为麻醉医生后，我深信的一句话："无痛，是一种人权。"

无痛，是一种人权

1846年，现代医学上第一例麻醉手术实施，从那天起，科学战胜了疼痛。

相比于过去接近"活剖"的手术治疗，医学有了"无痛"的选择，也让患者可以有尊严、平静地接受治疗。

现代舒适化医疗的提出，其核心正是麻醉和镇痛技术的进步，让无痛贯穿于诊疗的始终。也正因如此，当我提出要在海拔3 000多米的八宿县开展无痛胃镜的时候，孙主任表现得既支持，又担心。

"小蒋，我支持你的想法，能做无痛是好事，对这边的老百姓肯定好。但与此同时，意味着你要多承担一个风险。"孙队长的担心不无道理。

无痛胃镜看似简单的静脉麻醉，十几二十分钟的检查，时间不长，风险看起来也不高。但麻醉无小事，越是看似简单的麻醉，越可能有潜在的风险。

无痛胃镜不同于全麻，不用进行插管，所以通气全靠自主呼吸；门诊的检查也没有手术室全套的监护，麻醉药物对心血管的影响更难监控；内镜检查只有一两人完成，真遇上突发状况，人手也不足……

对于麻醉医生来说，做无痛胃镜或者无痛肠镜，最担心的是呼吸抑制。呼吸抑制的原因有2种。一是麻醉药物过量：因为不同人对麻醉药的耐受量不同，尽管按照统一的剂量进行给药，但在具体个体身上，反应就会不同。同等剂量下，有些人可能还没进入深镇静，有些人可能已经出现药物过量引起的呼吸抑制。二是个体因素：深镇静就像深睡眠，肌肉会放松。对于一些肥胖和脖子短的患者来说，深睡以后的打呼噜（鼾症）不可避免。打呼噜是气道梗阻的表现，主要原因是肌肉放松以后舌后坠，导致咽喉腔堵塞，空气进不去。严重的鼾症常常伴有呼吸暂停，这是由于舌后坠完全堵塞气道，导致呼吸停止，引发缺氧。等到血液中氧气浓度降低，激活了神经反射，才会促使睡眠变浅，舌根前收，重新开放气道呼吸。

而在无痛内镜检查时，这2种因素叠加，导致呼吸频率减慢、幅度减小，患者又会有舌后坠气道堵塞的风险，易导致缺氧。而在高原地区，氧气含量下降，进一步增加缺氧的可能，因此，高原上的无痛检查，风险更高。

"我会把握好的，高风险的患者肯定不做。对于风险可控的患者来说，却可以提高他们的舒适度。我想把这个理念传递给这里的医生。"我也坚持自己的想法。

我和本院的2位内科医生一起，旁边还有一位学习静脉麻醉的外科医生。我演示着药物剂量给多少，如何判断患者对麻醉药的反应，如何监测生命体征，碰到呼吸抑制等情况要怎么处理，又要防范哪些心血管方面的风险……

无痛胃镜下，没有了普通胃镜的呕吐、难受，整个检查的过程也变得十分顺利。"无痛内镜比普通内镜方便多了，内镜也看得更清楚。患者舒服，我们也做得舒服。"消化科的内镜医生感慨道。

县城往东，是有名的多拉神山。

多拉是转山的圣地。藏族人转山，既是积累功德，也是祈求神的庇佑。于是这座规模不大的神山，有了漫山遍野的经幡，有了遍布山顶的六字真言，有了指向天空的玛尼堆。幸运的话，还可以见到高山草原上的羚羊。

从山门往上，密密麻麻的阶梯边立着有新有旧的转经筒，年迈的爷爷奶奶带着孙子一边走一边转，像是要把上一辈对天空和佛祖的敬畏，郑重地交给下一代。也有原本就住在附近的孩子，三五成群地在山门下玩，他们的边上挂了无数祈求庇佑的经幡，上面写着藏语的佛经，在高原凛冽的风中呼呼作响。

高原特殊的环境，给了藏区人信仰的神迹，也给了他们隐忍的性格。

和病痛共同生活是不得已的办法，也是再正常不过的选择。

我不是专业的疼痛科医生，相比于上海很多优秀的同事，我只能算是初级水平，甚至连关节腔注射的药物配方，也是打电话问上海的老师要来的。但在援藏期间，我这半路出家的治"痛"工作，却让我重新认识自己的职业。

作为麻醉医生，我早已习惯面对一个深度麻醉的患者，用熟悉的药物管控身体的各项体征。我知道不同的手术操作应该提供多大剂量的镇痛药，不同的手术类型术后要用怎样的镇痛配方。但正因此，我没有多少机会看到长久的疼痛给生活带来的苦痛。

尽管援藏期间的手术麻醉例数屈指可数，但在疼痛门诊、无痛胃镜、神经阻滞上的工作，却让我更加理解"管理疼痛"这个麻醉的核心工作。

从1846年科学战胜疼痛开始，到今天各种镇痛技术、药物和理念的普及，"无痛"已经贯穿医疗服务的方方面面。

选择"无痛"，是现代医学进步带来的福利，也应是生活在当下的每个人的权利。

科普小问答

① 使用镇痛药会不会上瘾？

日常生活中的镇痛药主要分2种：阿片类和非阿片类。阿片类镇痛药是常用于手术麻醉镇痛、癌痛等严重疼痛的药物，是管制类药物。这类药物具有成瘾性，也包含很多副作用，因此需要由具备使用资格证的医生开具处方，严格遵循医嘱使用。

非阿片类镇痛药包括常见的对乙酰氨基酚、布洛芬等非甾体抗炎药。这类药物不具有成瘾性，在药品说明书剂量范围内使用也相对安全，能够起到轻至中度的镇痛效果，可以放心使用。

② 做胃肠镜检查，要不要选择无痛？

对于没有严重心脑血管或呼吸系统疾病的患者，推荐在无痛下进行内镜检查。无痛内镜检查相对舒适，检查过程中患者处于镇静、无痛的状态，检查配合度高，也有利于检查医生更加仔细、轻松地开展工作。

无痛胃肠镜检查时间较短，所使用的麻醉药物也相对简单，且代谢迅速，对大脑、神经系统没有影响，可以放心选择。

9.

半路"卡壳"的分娩镇痛

分娩镇痛"卡"在半路，进退两难。产妇一阵宫缩痛，蜷缩的穿刺体位突然偏移，我忙说："稍微忍耐一下，马上就好了。"

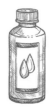

我其实没做过很多分娩镇痛的操作。

　　尽管从技术上说，分娩镇痛和剖宫产的麻醉方式差不多，都是通过腰椎穿刺，在硬膜外间隙放入药物导管，通过麻醉药物来缓解疼痛。但分娩镇痛的时间长，其间需要有人一直在一旁监护，产程中的产妇也很难充分配合麻醉时的穿刺体位，加上产房环境嘈杂，所以我始终觉得，分娩镇痛是一件不容易做好的事情。

　　好在轮转期间，分娩镇痛还没常规开展，分娩镇痛技术的实践，只是平时轮转白班急诊时会涉及，大多数情况是住院总接到产房的电话，有某些"特别紧急的需求"，加上白班急诊能抽出人手来，这才会派1个麻醉医生和护士过去。

　　当然，在长达1个多月的白班急诊中，我一次都没碰到过。

　　8月，刚好是医院住院医师"青黄不接"的时候。三年级的住院医师准备出站考核，已经规培轮转3年的他们，是属于"见过世面、技术在线"的熟练工。这会因为考核有的要脱产半个月复习，有的特意安排到轻松的工作岗位上。而新来的一年级住院医师还没熟悉情况，刚刚结束岗前培训，基本只能跟在后面"帮忙"。于是，规培二年级的我们，成了真正的主力。

最后一天的分娩镇痛

劳动力锐减1/3，手术室自然派不出麻醉医生去产房。就在我以为1个月的白班急诊轮转可以顺利收工的时候，最后一个周五下午，住院总的电话还是打来了。

"产房有个VIP，一定要做无痛，你去看看。"住院总还是一贯的不可置疑的语气，话语中容不得半句商量，还没等我问具体情况就直接挂断了。

我看了看时间，13:20，一算，今天又要加班了。

"产程多久了？现在开了几指？"我来到床边，看到这位准妈妈已经满头大汗，脸涨得通红。

"4小时，才开了两指，这样下去，怕实在没力气了。她疼得不敢用力。"一旁的准爸爸焦急得不行。

"好，打无痛需要你先配合一下，侧着躺，然后蜷缩起来，要把腰这个部位弓出来，像个虾米一样。"我示意患者背朝我转身，然后手托着大腿，尽可能让她的整个身体蜷缩起来。

一阵阵的宫缩疼痛，让转身蜷缩变得更加困难。她缓慢地转过身，双手扶着侧面的床板，艰难地把身体蜷缩起来。

"腿还要再往上收一下，要把背完全弓出来。"我托着她的大腿往腹部收，但足月妊娠的子宫让这个动作变得艰难——腿只能贴着膨大的肚子，但此时腰部还是没有完全顶出来。

我尝试着摸一摸她腰部的脊柱棘突，那是打无痛进针的标志位置。

理论上，当身体完全蜷缩起来的时候，腰部脊柱的椎体间隙充分展开，通过腰部定位，可以找到腰椎椎体之间的间隙。通过这个间隙进针，就可以到达椎管内部。在这个部位注射药物，并且留置一根导管，就可以持续给药，阻滞特定区域神经，抑制疼痛。

但不同于常规椎管内麻醉，分娩镇痛尽管抑制了宫缩疼痛，但需要保留宫缩，也就是说，麻醉不能把控制子宫肌肉运动的神经给麻痹了。

这就需要一种特殊的药物——罗哌卡因。这种药物有一个神奇的功效——感觉运动分离。在低浓度下，罗哌卡因可以阻断感觉神经的传导，从而抑制痛觉，但对运动神经的影响微弱，所以可以保留子宫肌肉的收缩来完成分娩过程。但这个过程，需要精准控制罗哌卡因的浓度，也需要观察持续给药过程中宫缩的变化和感觉情况，这也就是为什么要有专业人员在一旁监护。

但此时，别说药物浓度，我连脊柱的间隙都摸不清楚，确定不了进针的位置。

"来，把腿再往上提一提，尽可能地贴近肚子。要把腰这个地方顶出来。"我拍了拍她的腰背部。

"医生，太痛了。我提不起来，没有力气了。"孕妇看起来已经筋疲力尽，两条腿抬不起来。

"你站到对面去，抱着她的腿往上提，然后维持住。"我示意她丈夫在床板一侧扶着她的大腿，尽可能往上贴，尽可能在穿刺的时候维持住姿势。

护士扶着她的背部，她的丈夫一手搂着大腿往上，另一只手扶着她的肩膀，勉强维持住穿刺的体位。我先摸到髂骨的位置，然后平移到腰背部，用力按压来确定脊柱棘突的位置。

因为妊娠期间体重增加和孕后期的水肿，即使用力按压，也很难清楚地触及脊柱的棘突，只能隐约地摸到一点。但姿势已经最大程度地调整，腰背部的水肿和肥胖也是没办法改变的事实，只能硬着头皮上了。

我把穿刺包打开，按常规消毒、铺巾，再进一步确认穿刺的位置。我先用普通的注射器刺入皮肤，通过局麻药对局部的皮肤和深部组织进行麻醉。

果然，针刺入皮肤以后，像进入了一块松散的果冻一样，几乎没有阻力，推注局麻药做局部麻醉的时候，也感觉不到压力。我试着把针往深部送，尽可能把深部也彻底麻醉，这样在后面进行腰椎穿刺的时候，疼痛能够减轻一些。

是进是退？卡在了半路的分娩镇痛

做好局部麻醉，我拿起硬膜外穿刺针。这是一根比常规注射器粗数十倍的针，中间有一个管芯可以通过注药管道。穿刺针的刺入明显感觉阻力增大，好在局麻药发挥了作用，穿刺过程中并没有明显的疼痛，但因为克服阻力进针时候需要用力，产妇的身体也跟着被推动，扶着身体的丈夫闭上眼、侧过头，不忍继续看下去。随着穿刺针的逐步深入，能明显感觉阻力逐步增加，这说明穿刺针可能进入到脊柱棘突之间的韧带部分。相比于皮下的脂肪和肌肉组织层，韧带的密度更高，穿刺针进针需要更大的推力。我尽可能在施加推力的时候保持匀速进针，这样我可以判断阻力的变化，从而快速反应——因为当阻力迅速变小的时候，说明穿刺针已经到达椎管内。椎管内众多脂肪和神经组织几乎不会产生阻力，但椎管内的脊髓和密布的神经纤维又可能被锋利的穿刺针切割，所以当阻力发生明显变化的时候，要迅速停止进针，通过压力确认是否到达了椎管内。

这是分娩镇痛最为关键的步骤。

进针过深，针尖容易穿破硬膜，造成脊髓中脑脊液外流，引发低颅压性头痛；进针太浅，针尖可能刚好卡在椎管和韧带之间，药物无法完全进入椎管发挥作用，导致后续置入导管的过程也可能失败，造成分娩镇痛效果差，甚至没效果。

我缓慢、匀速地推着穿刺针向内，每进针1mm左右，就用玻璃注射器测试压力。因为针尖在韧带里的时候，注射器压力大，而一旦进入椎管，压力会迅速下降。这可以作为感受穿刺阻力以外，另一个提示针尖位置的证据。

按照教科书的说法，穿刺针刺破韧带，进入椎管后，会有明显的"突破感"和"落空感"，但做了这么多次椎管内麻醉，我并没有实际体验过这种"突破感"。很多人因为肥胖、水肿或者韧带骨化，穿刺过程中的阻力变化并不均衡——有的时候感觉有落空感了，但可能只是穿透了韧带的骨化部位；有的时候感觉阻力变小而进入椎管了，可能只是穿透肌肉层进入肌肉下的另一层脂肪。

光凭"手感"穿刺，不太靠谱。因此，通过玻璃注射器感受压力是更为可靠的办法。我带着注射器逐步进针，时不时推推注射器看看压力的变化。此时穿刺针已经进去7cm，应该差不多快到椎管，我放慢了进针的速度，尽可能多感受压力的变化来判断针尖位置。

一点一点往里进，已经进去9cm。注射器提示的压力仍然很高，不像是进到椎管内的压力。但9cm的深度，按理说已经到达椎管，再往里怕损伤到脊髓。

我再次陷入两难的境地——要不要继续进针。

之所以说是再次，是因为当碰到体形稍胖，或是穿刺体位不太好的时候，常常会碰到这种情况——进针很深了，但仍然没到达椎管。

贸然再往里进针，针尖位置到哪里谁也说不好，万一刺破了脊髓或者神经根，神经损伤带来的各种问题就难以避免；但往外退针重新穿刺，又无法确定后续的进针方向，下一次尝试，也不能保证百分百成功。

是进是退，成了最让我纠结的问题。

如果按照往常，师父或者带教老师站在后面，我大可以转头向他们求助，甚至只需要我一个眼神，师父就会戴上手套，把穿刺操作接管过去，我只需要在一旁看着他操作，然后在穿刺成功以后说一句："噢，原来要这个角度，我刚刚还是偏了些。"

但此时我的身边没有任何一个老师或者带教可以寻求帮助，整个产房只有一个麻醉医生坐在凳子上，手上扶着已经刺入腰部9cm的穿刺针，不知所措。

但此时我没有别的退路。我已经是规培二年级的住院医师，甚至过了今天，我就是规培三年级了。按照大纲要求，规培三年级的医生甚至需要给实习生示范这些麻醉操作了。这样一个简单的分娩镇痛，我就被硬膜外穿刺给难倒，这怎么说得过去。

我缓慢做了一次深呼吸，重新评估穿刺的情况。

我重新触摸了一下腰背部的脂肪情况，又确认了一下进针的深度——对于肥胖的孕产妇，硬膜外穿刺的深度会比平常的深度更深，这是因为孕产期的脂肪堆积和组织水肿，在皮下、肌肉和脊柱外侧，软组织的厚度都会增加。

那么9cm的深度，并不一定能到达椎管。

退一步讲，如果此时已经到达椎管，那么随着进针，应该有明显的神经刺激反应，孕妇应该有"腿麻了一下"或者"屁股突然被电了一下"的感觉。这是针尖刺激神经引起的正常反应。但整个穿刺过程中，孕妇自始至终都没有神经刺激症状，也没有明显的疼痛，这说明穿刺过程中并没有刺激到神经。

还有一种可能，我穿刺的位置和方向，压根就是错的。比如我穿刺方向偏移，直接穿到脊柱旁的肌肉中。但这个可能，在我确认进针方向和角度以后被排除了。

思来想去，我觉得可以再往里进针试试。如果出现神经刺激症状，那么我就立刻退针调整角度，因为有神经刺激症状，说明进针方向没问题，但是角度不对，重新调整角度再试就好了；如果继续进针，但注射器的压力还是没有变化，那就说明进针方向不对，虽然针尖到了哪，我说不清楚，但肯定不是椎管的方向，那就要完全退出来，重新调整穿刺点。

想好了这些预案，我又重新开始进针。

这一次进针的速度稍微快了些，也许是对结果有了预判和应对措施，进针也更加有底气。穿刺针又进入0.5cm，我确认了下进针的刻度，然后准备再进一点看看，这个时候明显感觉到阻力。

"等下，别动。"产妇突然抖动了一下身体，让穿刺针差点发生偏移。

"是一阵宫缩，好痛。"她的声音听起来很难受，我知道那是她在忍着疼痛坚持保持穿刺的体位。

"好的，稍微忍耐一下，马上就好。"我试图安慰她，内心却更加没底了。

此刻，相比于穿刺针穿行于韧带中那种大阻力但仍能缓慢进针的感觉，现在的阻力就像是顶在了一块坚硬的骨头上，手指甚至能感受到针尖沿着针体传导过来的"硬度"，我意识到。碰到腰椎的椎体了。

穿刺的豁然开朗

穿刺再度陷入困境。

原本设想的，要么针尖已经在椎管里，再进针碰到神经也能退针调整；要么压根不在往椎管的方向，全退针出来也能从头再来。现在顶在骨头上，情况就更加复杂了。

脊柱是一个骨头包绕脊髓的结构，由于椎间盘的原因，椎体之间由韧带连接，简单说，就是一层骨头、一层韧带重叠包绕脊髓的结构。

按理说，穿刺是从骨头与骨头之间的韧带进针，整个穿刺过程不会碰到骨头。而且，如果穿刺位置一开始就不对，进针几厘米应该就会顶到骨头，根本没办法再这么深入。现在到了这么深的位置才碰到骨头，只能说明进针的角度偏了，相当于斜插进韧带这一层，在快要穿出韧带的位置顶到上面一层的骨头。

"没事没事，至少说明方向没问题，只是角度不对。"我在心里默默安慰自己。

我把针往回退0.5cm，然后把角度重新往回调整了一下，推了推注射器，发现压力还是很大，说明还是在韧带里。再进针同样的距离，再推了下注射器，此时，注射器的压力顿时变小了，甚至接近没有压力。

到了！这说明，针尖到了椎管内，就在脊髓硬膜的外侧！

我又推了推注射器，再次确认压力很小，然后特别嘱咐了一句："好，现在不要动，马上就好了，再坚持一下。现在是很关键的步骤。"针尖刚好到达椎管，孕妇要是不小心动了一下，针可能就随着身体的移动而移位了。

我把注射器退出来，然后确认了一下穿刺针的深度——9.5cm。没有想到，椎管距离皮肤，有这么长的距离。

我将注药导管沿着穿刺针中间的孔往里送，按照常规，要在椎管里留2~3cm的长度。我计算着留置长度加上椎管到皮肤的距离，然后缓慢推入导管。确认导管到达深度后，缓慢拔出穿刺针，这样就只把导管留在椎管里并连通到外侧，后续可以通过这根导管持续给药，从而开始分娩镇痛。

我进一步确认好导管深度，然后把它固定在背部，再把它连接到注药泵上，里面有事先配好的麻醉药配方，其中主要是麻醉感觉神经的罗哌卡因。

我让患者慢慢躺平，注入药物试验剂量，等待药物起效："如果有什么不舒服的感觉就和我说，比如喘不过气、头晕之类的。"

不论是分娩镇痛还是普通的腰麻等半身麻醉，麻醉医生最担心的就是麻醉药物进入椎管以后，麻醉平面过高导致控制胸部肌肉的运动神经也被阻断。这些运动神经控制胸部呼吸肌的运动，是保持自主呼吸的关键肌肉。要是这些肌肉被阻断了，患者会明显感觉呼吸困难，甚至窒息。

除了呼吸肌被麻痹，还有一种情况：麻醉剂量控制不好，导致控制血管舒缩的神经也被麻痹，造成血管大面积舒张，血液瘀滞在血管里，血压急剧下降，大脑等重要器官就会发生缺血缺氧。

尽管这些并发症发生的概率很小，但一旦发生，就是致命性的后果，因此每次做完椎管内麻醉，我都特别留心患者的表现，如果有头晕、喘不过气的症状，需要立即干预，有些直接转为全身麻醉，有些则需要开始抢救流程。好在麻醉以后的10分钟，孕妇都没有其他不舒服，只是宫缩的疼痛还是没有得到缓解。

"医生，这个打好了要多久起效啊？"她有些无助地看着我。

"马上就起效，再过5分钟。"我看了看时间。

当药物进入椎管以后，只需要10～20分钟，药物就会迅速阻断感觉神经，宫缩的疼痛就会迅速减轻，现在刚刚过去10分钟，药效应该慢慢起来了。

"我感觉到了，宫缩好多了，确实不痛了，就是能感觉收缩，但是不痛了。"她突然有些惊喜，前一秒好像还在担心下一次宫缩带来的疼痛，下一秒立刻从宫缩的疼痛里走了出来，甚至脸上露出笑容。

"起效就好。"我也松了一口气。

我调整好注药泵的速度，也看了一下监护仪的生命体征，确认一切都没问题，转身到旁边的办公室休息。

她的丈夫一同走出来，拍了拍我的肩膀："谢谢啊，给你们添麻烦了。"

"没事，今天还好，急诊不忙。"我笑了笑。

"哎，还得有你们，真的帮大忙了。你们麻醉太重要了！"

"快进去吧，打完无痛，生得很快的。"我推了推他，让他快进产房，我则走到一旁的办公室坐下，穿刺时一直弓着的腰已经疼得不行。

"差点整根针进去了都没到椎管，你派的这活可真不容易。"我给住院总发去微信。

"多好的表现机会啊，蒋老师。"住院总的回复里充满调侃。

回想起第一次做分娩镇痛的时候，尽管已经熟悉相同的硬膜外穿刺技术，但在一个背部肿胀、时不时因为宫缩疼痛而抖动，并且由于怀孕而没办法把身体蜷缩起来，导致穿刺体位也难以满足的产妇身上操作，难度比平时大了不知多少。

我不断回想刚刚进针时的种种场景，再想象针尖在体内到底是怎样穿行，通过了哪些结构，才最终到达椎管内。

教科书上看似简单、直接的穿刺过程，在实际操作中却充满这么多的变数。

我从没有体会过书上说的"落空感"，也许是我体会得不仔细，手上的感觉并不敏感，又或许是我遇到的患者都不那么"典型"。但在刚刚，当我顶到骨头，决定把针退回调整角度再进的时候，注射器中压力的骤然变化，让一切都变得豁然开朗。

仅0.5cm的差距，从注射器上感受到的压力却天差地别。就像前一刻，我甚至还在怀疑，这个压力会不会就是椎管内的压力，是不是个体差异导致即使针到了椎管内，压力变化也没有那么明显的时候，后一刻，我"挤"过一个狭小的空隙，然后见到一片广阔空间。那种压力骤降的"落空感"，让之前一切的困扰和犹豫，都变得不重要了。

分娩镇痛，产后还会痛吗？

下午5点多的时候，原本以为还要几小时才能生出来，结果刚到产房准备看下分娩镇痛的情况，却发现孩子刚好娩出，产科医生正忙着"收拾残局"。

我确认了一下体征情况，问了问产妇有没有不舒服，她摇摇头。孩子诞生的喜悦，好像治好了她所有的疼痛。

就在我准备离开的时候，产妇的妈妈突然在门口拦住了我："医生，我想问一下，打了这个无痛针，我女儿以后会不会腰痛啊？我听说这个东西会有后遗症。"说的时候，她随手在腰部比画了一下。

"放心，产后腰痛和这个没有关系。这个我非常确定。产后腰痛的原因很复杂，但是分娩镇痛的影响微乎其微，也不会引起任何后遗症。"

我其实能理解她妈妈的担心，甚至很多非麻醉科医生，也对分娩镇痛有一些误解。这个问题曾经一度让医学界犯难，于是一系列研究开展了起来。

之所以可以确定分娩镇痛，甚至是剖宫产的半身麻醉，都与产后腰痛无关，是因为前辈专家在回顾大量病例数据的时候发现，不论采不采用分娩镇痛，产后腰痛的发病率并没有差异。甚至，采用腰部的硬膜外穿刺镇痛，或者采用静脉药物进行分娩镇痛，对产后腰痛的发生率也没有影响。

这说明，不论麻醉与否，或者是不是在腰部穿刺的麻醉，都不会影响产后腰痛的发生——"麻不麻，该痛，还是会痛。"

但产后腰痛到底与什么相关，医学界也没有完全的定论，比较清楚的几个原因包括产后内分泌变化，分娩时肌肉、韧带损伤，以及产后休息、运动不当等。

除了产后腰痛，产科麻醉最常见的问题，还有产科麻醉会不会影响胎儿的生长发育。的确，产科手术之所以大多选择半身麻醉，是因为全身麻醉药物很多都可以通过胎盘进入胎儿体内，但并不能因此就认为产科麻醉会影响胎儿的生长发育。

担心麻醉药物影响胎儿，主要是担心这些药物对胎儿产生的呼吸抑制作用。因为麻醉药物中的镇静、镇痛药物，在高浓度下都有一定的呼吸抑制作用。麻醉药物进入胎儿体内，胎儿娩出的时候本就需要强有力的呼吸来把肺部张开，如果因为药物造成呼吸抑制，自然会影响胎儿娩出后的肺部功能。这也是为什么在剖宫产麻醉中，尽量采用半身麻醉，只有在万分紧急的情况下，权衡利弊后才会迫不得已采用全身麻醉。

但椎管内麻醉则没有这个问题。

全身麻醉的药物直接进入循环系统扩散至全身，进而透过胎盘进入胎儿体内。而椎管内麻醉的药物只在椎管内发挥作用，对椎管内的脊髓神经进行阻滞。通过椎管内的血管而进入循环系统的药物量少之又少，基本不会产生任何影响。正是椎管内麻醉这种局部用药的优点，以及像罗哌卡因这种具有良好的感觉运动分离效果的药物特性，才能够在保证子宫正常收缩、胎儿娩出的前提下，尽可能阻断宫缩带来的疼痛。

"这个分娩镇痛，不仅不会引起产后腰痛，而且对胎儿的生长发育没有影响。这些您都不用担心。赶紧去看看孙子吧。"我给产妇的妈妈补充了一句，看到她逐渐舒展开的眉头，我才放心地离开了产科。

"这么快，我以为你至少要到晚上呢。"刚交完班的住院总看到我有些惊讶。

"无痛针都打上了，自然快一些咯。还得谢谢你，急诊班的最后一天，还真让我赶上了一台分娩镇痛。"我深深叹了口气。

"你就庆幸吧。后面可能强制要求派人过去了，谁都逃不过。分娩镇痛要作为科室KPI（关键绩效指标）。"老总看着手里实在抽不出人手的排班表，面露难色。

"工作越来越多，人手越来越少，麻醉可太难咯。"我拍了拍老总的肩膀，立马离开了办公室，生怕老总一时又想起什么活要派给我，还是赶快下班的好。

走出来的时候，刚好碰到下个月轮转急诊班的同事："刚好，我把交班本和登记表跟你交接一下，还有急诊手术的一些东西跟你交代下。"

"听说8月第一台，也是最后一台分娩镇痛被你赶上了？"她有些调侃我。

"别说了，整根针快进去了，都没到椎管内，差点搞不定了。但你也别高兴得太早，刚刚老总说之后分娩镇痛要固定派人，你就等着每天往产科跑吧。"

"啊？那急诊手术怎么办？就咱们这些人，怎么干得了？新来的一批什么都不会，再抽人去产科，急诊班直接关班大吉好了。"同事一脸的不愿意。

"唉，有什么办法呢？舒适化医疗，大势所趋啊。"我把文书材料和清单一并交给她，"同志，下个月靠你了！加油！"然后开开心心地去更衣室换衣服，只留下同事拿着一堆材料在办公室发愣。

尽管所有人都知道分娩镇痛的好处，包括麻醉医生在内的所有人都希望符合适应证的产妇能用上分娩镇痛，但现实情况中，除了专门的妇幼保健院或妇产科医院，公立综合性医院很难保证所有孕妇的分娩镇痛。

其中，麻醉医生的缺乏是核心原因。

随着舒适化医疗理念的提出，原本只需要在手术室负责麻醉的麻醉医生，肩负了越来越多的任务——消化科的无痛内镜、呼吸科的呼吸介入治疗、产科的分娩镇痛、妇科的无痛人流，甚至门诊的疼痛门诊、癌痛介入治疗、无痛医学美容等，都需要麻醉医生现场坐镇，完成一个个无痛项目。

业务量的迅速扩大，却没有伴随麻醉医生数量的上升，甚至因为工作累、待遇低，很多麻醉医生被迫转行。医生数量不够，麻醉科便只好不断收缩无痛服务的边界，主要保障手术麻醉的核心业务，这也正是分娩镇痛这些工作很难开展的原因。

9月底再碰到急诊班同事的时候，她正准备去产科做分娩镇痛。我拦住她急匆匆的步伐，略带玩笑地问道："听说李老师现在硬膜外麻醉技术炉火纯青，分娩镇痛打得登峰造极呀。"

"走开，下面3个在等着呢！"同事的脚步丝毫没停下，立马钻进了电梯。

科普小问答

① 什么样的产妇可以做分娩镇痛？

分娩镇痛需要满足2个基本条件：一是产科医生评估后确认产妇可以经阴道分娩（能够顺产）；二是麻醉医生评估后确认产妇没有椎管内阻滞的禁忌证，例如颅内高压、腰部外伤病史、腰部穿刺部位存在感染或出血、严重的低血压或低血容量、神经系统疾病等。

只要可以顺产，并且可以做椎管内麻醉，都可以接受分娩镇痛。

②　分娩镇痛会有不良反应或风险吗？

所有的麻醉操作都有风险，分娩镇痛也不例外。常见的风险和不良反应有：低血压、宫缩乏力、镇痛不全、硬膜穿透造成脑脊液漏、尿潴留、胎儿心率减慢等。

但这些不良反应都有对应的解决办法和治疗策略，仍然推荐满足适应证的产妇采用分娩镇痛。

③　产后腰痛和分娩镇痛有关系吗？

没有关系。产后腰痛产生的原因很复杂，主要包括：产后内分泌改变，分娩过程中腰部和盆底肌肉韧带拉伤，妊娠和产后的脊柱曲度及肌肉变化，产后过度静养休息导致腰部肌肉缺乏锻炼、核心肌群肌力减弱等。

现代医学研究证实，分娩镇痛和剖宫产麻醉用到的硬膜外麻醉技术，并不会提高产后腰痛的发生率，镇痛药物的使用也不会诱发产后腰痛。

④　分娩镇痛或者剖宫产麻醉，会影响胎儿的生长发育吗？

不会。分娩镇痛和剖宫产麻醉主要采用的是椎管内麻醉技术，药物主要局限在椎管内，通过直接作用到产妇的脊柱神经纤维上发挥作用，进入血液的药物微乎其微，不会对胎儿产生影响。

部分紧急或有特殊情况的剖宫产手术会采用全身麻醉，尽管存在麻醉药物通过胎盘进入胎儿体内的风险，但通过调整麻醉剂量、药物组合方式等，能够显著降低药物进入胎儿体内的风险，不会对胎儿的生长发育产生长期影响。

10.

向死而生

自己签字，没人陪同，一个人做子宫全切术。
术中，做手术行云流水的张教授却突然停了下来：
"我找不到子宫。"

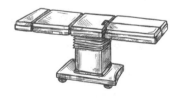

大学本科的时候，我做过一个科研项目——肿瘤细胞的免疫治疗。

　　课题的原理很简单：在培养皿里把肿瘤细胞人为处理以后制作成一个"肿瘤疫苗"回输到小白鼠体内，刺激免疫系统，并验证小白鼠后续获得对这种肿瘤细胞的免疫力。

　　在研究过程中的一个实验，需要评估制作出来的"肿瘤疫苗"与没有处理过的原始肿瘤细胞相比，恶性程度是否减少。为了明确这个结论，我需要用到一种特定的小白鼠——免疫缺陷裸鼠。

　　这是人为敲除相关基因后获得的一种实验工具鼠，小白鼠先天免疫力缺失，因此对肿瘤没有任何抑制能力，相当于一个天然的肿瘤"培养箱"。在这种小白鼠体内接种肿瘤细胞，可以客观地评估经过处理的肿瘤细胞和原始肿瘤细胞在体内的增殖能力，从而反映恶性程度。

　　这也是我第一次直观地感受到肿瘤的可怕。

　　那个夏天里，我不断培养肿瘤细胞，在培养皿里检测它们无限的增殖力、侵袭力和转移能力。我常常惊讶地发现它们快速生长并占据整个培养皿，甚至抱团成为一个一个几乎肉眼可见的细胞团块。

　　阅读文献的时候，我了解到这一个个微小但强大的细胞，有着超越现代医学的生命力，甚至不可摧毁的特征——它们可以产生对化疗药物的抗性，在药效压力减弱之后重新复发；有些肿瘤细胞可以早期转移，通过血液、淋巴液在身体各处形成静止性的"癌巢"，然后到某些时候突然长成新的转移灶；肿瘤内部还存在一些"肿瘤干细胞"，它们具有更强的药物抗性和更快的分裂速度，理论上，一个这样的肿瘤干细胞就足以分裂生长成一个完整的肿瘤；肿瘤组织还会"驯服"身体的免疫系统，甚至"劝降"免疫细胞，使其成为促进肿瘤生长的"帮凶"……在我还没进入临床前，对这些的想象全来源于小白鼠皮下疯狂生长的肿瘤。

　　那时，为了评估肿瘤的恶性程度，我把肿瘤细胞先在体外培养好，接着收集起来通过注射器注射到小白鼠大腿内侧的皮下。这里的皮肤疏松，生长空间也大，肿瘤细胞定殖以后会先长成一个硬结，进而不断生长扩大。通过触摸和测量，我就能定期监测肿瘤的生长情况。

　　一开始，刚刚注射好的部位很平整。1周以后，小白鼠的皮下能够初步摸到一个小硬结——初步形成的肿瘤包块。这个时期的肿瘤组织尚未建立稳定的血液供应，只能通过吸收周围的营养来生长，因此生长缓慢。

　　大概又过了1周，小鼠大腿内侧的包块越来越大。在解剖包块的时候，会发现肿瘤组织四周有丰富的血管深入，有了血供之后的肿瘤愈加疯长，直到第4周或者第5周，肿瘤包块已经大到影响小白鼠的日常行动，使它爬行也逐渐困难——出于动物伦理的要求，我不得不把小白鼠安乐死以减轻其痛苦。与此同时，在解剖中我也看到肿瘤组织结构混乱、生长无序：显微镜下的肿瘤细胞细胞核巨大——那是分裂增殖旺盛的标志，它们密集地充斥着显微镜的整个视野，像一个个张着大口的"深渊怪物"，让人不寒而栗。

那个时候还没接触临床的我，无法想象肿瘤在人体内又会是怎样的狰狞。

很"普通"的子宫全切除

实习以后，在手术室的工作几乎都是和肿瘤患者打交道，每天的手术排班表上整齐排列着手术名称："……全切除""……部分切除""……扩大切除+淋巴结清扫"等。

我习惯根据手术名称把患者大致分类：部分切除说明患者肿瘤比较小，良恶性都有可能，但即使是恶性，也偏向早期，切除以后可能达到临床痊愈，后面定期体检就可以了；全切除常常说明诊断偏向恶性肿瘤，要么术前已经穿刺活检明确过，要么通过术中确诊恶性，这意味着术后患者还需要经历常规的放化疗，身体需要挺过很多次打击；扩大切除+淋巴结清扫往往意味着术前已经明确诊断，"癌"的进展范围大，在淋巴结中也可能出现了转移，这类患者可能术前已经接受过一些治疗，身体状态也不如正常人，术中需要更加严密的监测。

很多时候，外科手术的逻辑很简单：肿瘤长在哪里，就把哪里切掉，肿瘤拓展越广，切除范围越大，在身体的耐受度、肿瘤侵犯程度和手术切除范围中取得获益最大的平衡。

但话说回来，随着体检的普及和大家对健康的关注增加，医院的大多数手术患者都是早中期的肿瘤，谈到5年生存率和10年生存率总能给出一个概率。

在我看来，这就是希望。但有的时候，希望就是最稀缺的东西。

那是我实习期间的一台手术，子宫全切除。

前一天的手术结束太晚，我没能来得及去术前访视，好在下班时看到师父的短信，患者的情况他看过，没有特别的基础疾病，也谈过手术的注意事项，让我第二天手术前找她签麻醉知情同意书就行。

那是那天我的第二台手术。我把前一台手术的患者送到苏醒室进行术后苏醒，处理好文书，在手术室大厅见到她——大概30多岁，不到40岁的样子，眉毛文得很精致，脸上一点表情也没有，眼神空洞地躺在床上看着天花板。

"家属没有来吗？一个人来的？"我拍了拍她的肩膀，想确认她的情况。

"没，我自己签就行，外面没人。"她很平静地回答，手从被子里抽出来准备签字。

"如果术中有什么情况，我们需要你的家属做决定的，有联系人吗？手术知情同意书也是你自己签的吗？"我进一步问道。

手术和麻醉的知情同意书，一般由直系亲属来签字。因为术中发生的很多问题，在本人麻醉的情况下，必须交由另一个患者信任的人来决定。

这是一个托付生命的信任。

术中切除范围是否扩大，需要冒风险的时候能否接受，临时需要更换术式的告知等，都要经由这个被托付的人来处理。

因而，直系亲属是最佳的选择。

但很多时候，一些风险相对可控的手术，由患者自己签字也可以，只是术中可能的处理和决定，需要提前和医生说好并签字。

"手术同意书我自己签字的，这个也是我来签。情况我都和张教授说过，我自己负责。"她仍旧很平静地回答。

我把她扶起来，程序性地对照麻醉知情同意书的内容过了一遍，"你的情况，我们前一天看过，手术风险不大，你就当睡一觉好了。在这里签个字，我们稍后就把你送到手术室准备开始。"我把麻醉知情同意书递给她。

以往的患者在这个时候，往往因为担心或者疑问会再多问几句，例如术后会不会很疼，手术要多长时间等。但她什么都没问，很平静地接过知情同意书，在签字栏不急不慢地签好名，递给我，然后说了句："谢谢你，医生。"

我把麻醉知情同意书夹进她的病历，忽然看到病历手术单上的诊断："盆腔包块，ca？"

"ca"是"cancer"（癌）的缩写，是写初步诊断时常用的缩写方式，后面的问号说明还没有确诊，需要手术中取出组织进行明确。

患者年纪不大，也不是明确的肿瘤，子宫周围的肿块有很多可能性，是肿瘤的概率反而小。我没多想，回到手术室准备手术。

师父带着我熟练地做好术前准备。我顺着静脉针依次把麻醉药推入血管。我把呼吸面罩放在她的脸上，通过呼吸球囊辅助她的呼吸。很快，随着麻醉药物的起效，她的呼吸渐次减弱，肌肉也完全放松。

我熟练地插好气管导管，调整好呼吸机的参数，把麻醉药的维持剂量调整好，接下来就等妇产科医生开始手术。

这台手术的主刀是妇产科的张教授，和她合作手术是一个让人放松的过程。她会在切皮的时候聊起她最近碰到的一些趣事，有时是和老公吵架闹别扭，有时是和孩子谈话时自己的感受。

她是有丰富临床经验的教授。大学本科时，她给我们上课讲"子宫内膜异位症"（简称"内异症"），不同于其他老师按照课本讲解临床表现、治疗思路，她总能拿出亲身治疗过的一些病例，比如"总是发生气胸但找不到原因，最后她诊断出是内异症的患者"，又或者是"消化道出血治了很久都不好，她会诊时一锤定音诊断为内异症的患者"。

课本上的很多内容，她都能找到自己治疗过的例子来讲解，因而尽管时至今日，我并没有去妇产科轮转过，妇产科的麻醉经验也有限，但她讲过的很多内容，我仍然记忆深刻。

手术按时开始。张教授进来穿好手术衣，她的助手固定好手术台上的吸引器、电刀等工具。她拿起手术刀熟练地划出切口，然后电刀止血、深入、进腹……

电刀切割组织的时候，机器会发出"嘀——"的声音。从皮肤往下进入腹腔，除了皮肤表面是用尖刀划开，往下的各个层次基本都是由电刀一次划开。伴随着"嘀——"的声音，皮下脂肪、筋膜、肌肉依次被切开，电刀的电凝功能可以顺带给切开的组织止血，留下干净利落的创面。

电刀的声音断断续续，手术术野的层次也逐步深入。但随着腹膜被划开，张教授的视野进入腹腔后，电刀的声音却再也没有响起。手术室突然变得安静，只留下监护仪发出的伴随脉搏的提示音。

我意识到情况不对。

通常情况下，在这个时候，张教授应该顺利往下找到子宫，然后逐步将子宫和周围的组织分离，把连接子宫的主要血管进行离断、缝扎，最后完成整个子宫的切除。

这些操作，需要电刀不断地往下分离切割，需要手术助手不断配合缝扎、止血，需要器械护士看着手术操作进度递入相应的手术器械……

但此时此刻，台上谁也没有进一步的操作，张教授拿着一把拉钩和长镊在狭小的切口里分离探查，却始终不知如何下手。我起身走到台前，询问出了什么问题。

张教授说："找不到子宫。"

找不到子宫

所有人都围了过来，巡回护士、器械护士、一助以及原本在边上调整吸引器位置的二助，都把目光聚到了切口位置。

开腹的位置没有问题，这是经典的子宫切除术的手术切口，从这个位置下去，子宫应该就在视野底部的最中央。但眼前只有一块粉红色的组织，质地很硬，包膜看似不太完整，有些位置还有一些半透明、胶冻状的附属结构。

这种情况变得无从下手。

不明确器官组织，就无法进行后续的分离和切除，因为每一个器官的血管走行和结构分布都有明确的位置。主刀医生对这些结构和走行熟稔于心，可以确保切除准确，不误伤其他组织器官。

但眼下这个粉红色的块状组织填充在子宫的上方，无法移动，因此无法明确它与子宫的位置关系，视野中也很难看到肿块下方的结构。

张教授把切口稍微扩大了一点，双手进入腹腔翻找，但还是看不到子宫。

手术室里谁也没有说话，只有张教授皱着眉头一边探查，一边说着："这都是些什么东西？"一番探查以后，张教授停了下来，对巡回护士说："打电话给主任吧，请她上台。"

我看张教授做过很多手术，从复杂的卵巢癌，到简单的子宫肌瘤剥离，她的操作几乎都行云流水，极少有迟疑。

很多时候，即使叫术中会诊，也基本是叫到手术室来看一下，讨论后接着自己开，只是需要第三方的观点提供参考，把自己的思路再确认一下。但那天，她给惠主任打电话说："主任，你洗手上台看看吧。"

大概此刻的她也没有什么思路，无法确定下一步的操作。

两位教授一起上台开一台子宫全切除手术是我没见过的事情，但此刻惠主任上台以后，仍旧没有头绪。

"这种范围的侵犯，基本上不是什么好东西。"惠主任一边探查，嘴里一边嘀咕着。

和张教授相比，惠主任的手术风格明显要"凌厉"得多。她动作干脆迅速，对手术配合的要求极高，年轻的器械护士都不敢和惠主任搭台；手术过程中动作果断，对于一些存在解剖变异的部位，在其他人常常犹豫不决的时候，她常常能一眼看定，精准下刀。

用另一个同事的话说，以前体检和术前检查都不完善，开刀进腹存在很多未知数。因而，老一辈的外科医生，在成长过程中都是顶过大风大浪的，对结构和手术操作都有着自己独到的理解。

但此时，原本"杀伐果断"的惠主任也迟迟不敢下手。她把手深入患者盆腔深部，想弄清楚粉红色的肿块和盆腔脏器之间的位置关系。

"这个就是子宫。"惠主任语气肯定地说。

"往下摸，前面就是膀胱，后面和后壁粘在一起了。CT结果上看着应该是和子宫粘在一起的。"

"CT结果上，子宫和这一团贴在一起，看不清楚有没有间隙，所以开进来看看是什么情况。估计不是好东西，做个冰冻看看吧。"张教授转身看着墙上的CT片子。

术中冰冻，就是病理冰冻切片的简称，是明确肿块等组织的性质特征最快的方式。

普通的病理检查，需要把组织切下来，固定、包埋、切片、染色，短则2~3天，长则1周以上。但很多时候，术中需要根据切下来的组织的性质判断良性还是恶性，从而明确后续的手术方式。

这就是冰冻病理切片的作用。通过零下70多摄氏度的冷冻，并在冷冻下把组织切成切片，迅速在显微镜下镜检，就可以在1小时内初步明确组织的良恶性质，用于指导后续的手术方式。

张教授从肿块上取下2块组织，让护士装进标本袋，然后送到病理科。接着她和惠主任一起进一步探查腹腔，想看看腹腔里是不是还有其他转移性病灶。

"这种包裹，恐怕不是子宫里出来的。它可能就是包裹着子宫，包着包着就完全和腹壁贴起来了，侵袭性很强。"惠主任一边说，一边拿着张教授的手往盆腔深部探，"你看，整个子宫角和子宫直肠窝都完全'冻'住了。"

"这肯定不是什么好东西，我估计肠子上也是。"张教授继续往腹腔上部探查。

她让护士调转了无影灯的角度，自己也戴上头灯，开始翻找小肠和结肠。

果然，小肠和乙状结肠上也有散在分布的很多小包块，有的如黄豆大小，有的接近花生米大小，但相同的是都呈粉红色的半透明状，像是从肠腔里冒出来的"果冻"。再往上，大网膜也有类似情况，甚至肿块更大。

几乎可以断定是恶性的了。

如果不看病理检查板上钉钉的结论，判断一个肿块的良恶性主要有3种方法。

第一是生长速度。恶性组织大多生长迅速，短期内肿块体积快速增大，甚至导致相关症状的显现，这个时候恶性的概率就大。例如结肠癌快速生长堵塞肠腔，容易出现肠梗阻；食管癌快速生长堵塞食管，就会吃不下东西。

第二是周围侵袭。良性肿瘤常常具有完整的包膜，很少会和周围组织粘连，也不会侵犯。但恶性肿瘤像一个伸出爪牙的怪物，没有固定的包膜，会向任何可以伸展的地方拓展延伸，所以常常和周围组织粘连紧密，不易分离。

第三是多发转移。恶性肿瘤因为没有包膜，侵袭性强，所以可以侵入血管，使肿瘤细胞顺着血流流向全身。这些血液中的肿瘤细胞就像一个个"种子"，会在合适的地方定殖并长出新的肿瘤。有些肿瘤在自然的腔隙中也可以多发转移，例如在腹腔中，直接把"种子"撒入腹腔，那么肠腔、腹壁、肝脏表面等部位都可以形成新的病灶。

正是这3点，让恶性肿瘤难以根治。

　　尽管现在的外科手术，通过众多临床研究的观察随访，针对特定肿瘤有了标准术式——这些标准术式基于众多回顾性分析，在尽可能多地保留正常器官和组织的同时完全切除肿瘤，但不同肿瘤浸润和侵袭的程度不一，甚至同一种肿瘤在不同个体身上也不尽相同，因而宏观层面的"完全切除"放在微观层面可能并不"完全"。这也是后期肿瘤复发的一个原因。

　　即使完全切除，但因为恶性肿瘤多发转移的特性，它们很多在早期就可以突破血管，顺着血流在身体各处形成静止性的"癌巢"。很多时候，这些"癌巢"就像肿瘤的"分部"，在"总部"被摧毁后就能收到信号，并迅速生长。

　　因此，大多数情况下，如果术前或者术中发现肿瘤已经转移，那么此时再进行手术切除便失去意义了。除非用于解决肠腔梗阻等问题而进行的姑息性治疗，否则大多数医生都会选择中止手术，避免进一步手术对患者造成的创伤。

　　而现在，附着在盆腔子宫上的这个粉红色组织把子宫和周围的盆腔结构紧紧"粘"在了一起，且在肠腔等部位又发现了类似的转移灶，已经满足"侵袭性"和"转移性"2个条件，大概率是恶性肿瘤。

　　张教授和惠主任都决定不做进一步处理，如果病理结果报恶性，那就中止手术，术后再考虑其他治疗方案。

　　等待冰冻的时间总是很漫长。

　　张教授在腹部切口盖上无菌纱布，然后在表面盖上一块手术单，把钳子和长镊递给器械护士，长长地叹了口气："哎，她也是可怜，什么症状都没有，就觉得下腹部胀了起来，月经不太规律，就来就诊了。"

"这种没办法的，很大概率和生活方式什么的都没关系，就是基因突变或者遗传的原因。"惠主任摊了摊手，也表示无奈。

大家都陷入沉默。

忙碌的临床工作中，每个人都会经手治疗很多肿瘤患者。有些来做初次手术，有些来做放化疗，有些最近复发或者转移了来看是否有新的治疗方案。忙碌的工作会让医生选择关闭共情的"开关"，而尽可能更多关注病情，也更好地保持客观、理性的诊疗态度。

这是对患者的负责，也是对自己的保护。

但每当碰到罹患肿瘤，特别是失去手术机会的人，大多数医生还是不免叹息——太可惜了。

尽管不好的生活方式、饮食习惯、环境因素等都是明确的致癌因素，但不得不承认的是，遗传和基因仍然是致癌的重要原因。特别是年轻人罹患肿瘤时，身体的免疫力和新陈代谢仍旧旺盛，体内恶变的细胞常常能被免疫系统及时清除，但遗传和基因突变常常会导致"漏网之鱼"的出现。而这些"漏网之鱼"恰恰具有强大的生命力和增殖力，恶性程度高，对现有的治疗手段也不敏感。医生见到这样的患者，越想要倾力治疗，却越发现无能为力。对于这种不幸，就只能无奈感叹命运了。

手术室的沉默被推门声打破，巡回护士拿回来术中冰冻病理的结果——大网膜黏液癌。

　　这个结果说明，肿瘤起源于大网膜，而非子宫，是一种大网膜上黏液细胞的恶变。但检查的组织是从子宫上的包块取下来的，说明子宫以及肠腔各个部位的肿瘤，都源于大网膜上的转移灶。而术中看到的半透明状、黏附在肿瘤上的胶冻状物质，可能就是黏液癌分泌的"黏液"。

　　这是典型的恶性肿瘤出现腹腔转移的病例，且转移范围广、恶性程度高。此时再继续手术已经意义不大，只能看看术后是否还有其他治疗方案，如化疗或者靶向治疗。

　　看到病理结果的张教授叹了口气，转头和惠主任说："主任，剩下的我和晓静来吧。辛苦您了。"

　　惠主任的表情也很无奈，脱下手术衣，摇了摇头走出手术室。

　　我知道这种情况下，患者预后肯定不好，从两位教授的表情也能看出，这已经是晚期的情况，无法手术。

　　张教授和助手开始准备关闭手术切口，护士把缝线依次准备好，助手用钳子夹起腹膜，开始缝合。

　　我试探性地问了问张教授："教授，这种情况，患者还能有多长时间？"

　　"两三个月吧，看化疗敏不敏感，或者有没有适合的靶向药。"她又叹了口气。

　　手术室的氛围依旧沉默，大家各自忙着手里的事情。随着腹部皮肤缝好，我逐渐调浅麻醉深度，调整好呼吸机参数，等待患者苏醒。

随着她的自主呼吸恢复，呼吸机波形出现扰乱，开始报警。我把呼吸机切换成自主通气模式，然后喊她的名字。

她睁开眼睛，按照我说的点头、摇头。我确认她意识清楚，自主呼吸恢复后，拔出气管导管，准备观察一会儿就把她送回病房。

到病房的时候，门口围了几个女人，背着包四周张望，像刚赶过来一样。张教授已经换好衣服站在她们边上，像是在交代病情的样子。她们看到穿着手术服的我和身旁的手术床，立马围了过来。

最前面的是一个和患者年纪差不多大的女人，到病床边上叫了声"姐姐"，低着头给患者整理了一下头发，声音却早就哽咽了。

"家属吗？她刚苏醒，多叫叫她，不要让她睡觉了。"我向她叮嘱了一句。

术后患者，刚刚从麻醉中苏醒，体内的麻醉药物还没代谢完全，残留的药物让人嗜睡。但这个时候是最不能睡的时候。

人的自主呼吸依靠呼吸中枢的调控，但麻醉药物对中枢存在抑制作用。刚刚苏醒时，大脑的神经中枢还没完全觉醒，加上体内可能还残留的麻醉药物作用，很容易造成"呼吸遗忘"——自主呼吸越来越弱甚至停止，造成二氧化碳潴留、缺氧，甚至窒息。所以患者刚被送回病房的时候，我都会叮嘱家属多叫叫患者的名字，让他们保持清醒的状态。

但此时，我更多的是想用这句话打破这种压抑的气氛。

她看着我点了点头说："谢谢你啊，医生。"然后又重新弯着腰，把脸贴近病床上的患者。

"我们先过床，把她挪到病房去。你们让一下。"我让围着的人散开，和卫生员师傅还有医生一起，把患者挪到术后病床上。

护士在整理病床边的监护仪，把一个一个监测探头在患者身上接好。围着的几个女人只有最前面的那个进来，蹲在病床边整理患者身上的衣服，眼泪止不住地往下掉。

她的姐姐好像感受到了。虽然没有抬头看这一幕，但她用手往上摸了摸整理衣服的手，然后拉到自己胸前。妹妹连忙把头凑过去，看到姐姐眼睛睁开，绷不住哭了出来。姐姐抬起手给妹妹擦了擦眼泪，自己也哭成泪人。

我看了看监护仪刚刚测量的血压，确认体征都正常，转身离开了。

我是真受不了这种压抑。

回老家治疗

她们两个一句话也没说，但两个人可能都知道了手术的结果。

30多岁的姐姐，癌症全腹转移。她自己一个人听完手术和麻醉的风险，然后一个人签了字。一个大手术，她就这样自己来医院，然后自己上手术台。

尽管手术最后并没有给予她生的希望。

后来张教授说，这两个人是一对亲姐妹，父母几年前去世了，身边只剩下些亲戚朋友。姐姐自己来上海看病，妹妹是知道后才从安徽赶过来的。

"她自己心里应该也知道是什么情况，但想赌一把，开进去看看有没有手术机会。没有的话，她可能就自己出院回老家治疗了。"离开的时候我刚好碰到张教授，才知道具体的缘由。

"回老家治疗"是一个委婉的说法。

来上海看病的人，一般都在老家接受过治疗，至少进行过检查，有了初步的诊断。在上海挂号看病，做个手术或者住院接受系统的治疗，等到恢复差不多了再回家休养一段时间，这是正常的就医流程。

来上海看病，发现上海的名医教授也无力回天，和医生说一句"打算回老家治疗"，患者和医生的心里也都明白：老家，早就没有有效的治疗方法了。

在ICU轮转的时候，我看到过很多"无力回天"的患者。他们生命的最后一刻，或者最后一段时光，其实并不在医院度过。

家属会联系一辆救护车，在患者病情严重，甚至体征都不稳定的时候，把他们接出院、送回家。护士把连接在患者身体上各处的管子拔掉，细致地包扎好伤口；救护车上的医护人员会娴熟地固定好气管导管，用便携式的监护仪替代床旁庞大的监护设备；护士和医生一起把患者搬到救护车的担架床上，然后目送他们离开ICU。第二天交班的时候，值班医生会告知来上班的同事——XX床"自动出院"了。

"自动出院""回老家治疗"是不同场景下的类似选择，是在和病魔旷日已久的斗争后的最后抗争。

以前我时常想，在设备简陋的救护车上，如果患者运输过程中出现突发状况，车上有限的医疗资源如何应对得了，直到后来被一个同事点醒："你还是没懂他们真正要的，他们要的就是'回家'。"

但面对这个患者，我总有点不死心——真的没有办法了吗？

因为我知道，尽管肿瘤"张牙舞爪"，但现代医学也发现了新的治疗手段。

这源于我们的研究成果：肿瘤细胞必须克服的生存障碍——营养和免疫。

细胞的分裂需要大量营养，而人体中营养全部来源于血液的供应。因此，到了中晚期，肿瘤组织常常会"有自主意识"地分泌一种促进血管生长的因子，来诱导肿瘤组织内部形成密集、复杂的血供网络。这些血液源源不断地把葡萄糖这种基本能量物质运送到肿瘤中，肿瘤细胞不断代谢葡萄糖，以支持自己不停歇的细胞分裂。

医学家利用这一点，开发了很多"对抗手段"。例如，利用肿瘤组织诱导血管生成这个特点，科学家研发了针对促血管生长因子的抗体，以此"标记"肿瘤细胞，起到"靶向"杀灭的作用。市面上昂贵的靶向药，大多是基于肿瘤细胞类似的特点。

靶向药，对这个患者会有用吗？

还有，除了营养，肿瘤的另一个"生存障碍"是人体自身的免疫系统。

人体有精密的免疫系统时刻监视着全身。尽管人体每时每刻都有细胞出现癌变，但因为免疫监视功能，这些癌变的细胞都能被准确地识别并消灭。而不幸的是，也有一些"特别变异"的肿瘤细胞，能够逃脱免疫系统的监视，并利用自身变异的"优势"，最后"欺骗、蒙蔽甚至操纵"免疫系统。

这是十分复杂的变异，也是这几年研究的热点。肿瘤细胞会通过分泌特定的因子，诱导前来攻击的免疫细胞"放弃抵抗"，甚至转变为自己的"助手"。它们"驱使"免疫细胞诱导血管生长，构建更适于生长的环境，以此进一步增长自我。

科学家发现这一现象以后，也利用免疫细胞这一"肿瘤生长必备要素"，开发了免疫疗法——PD-1（程序性死亡受体1）、PD-L1（程序性死亡受体配体1）等治疗，都是基于这些研究的成果。

那免疫治疗对这个患者会有效吗？

我想问张教授，这个患者是否有机会做这些治疗，是否还能考虑一些新的疗法，是否能在这些尝试下获得一丝生的希望。但转头一想，也许这些选项张教授都想到了，或者是患者不适合，又或者是患者不愿选择。

在接触的很多肿瘤患者身上，我时常能感受到一种"向死而生"的勇气。他们中的很多人即使知道即将面对的结果，却仍然以惊人的坚强支撑着自己，感染着别人，就像知道自己结果的姐姐，在病床上安慰泣不成声的妹妹。

在术后病房里，确诊了的肿瘤患者照样康复，继续生活。家属常常叮嘱医生和护士："不要告诉他真实的病情，我们都跟他说是小毛病。"

于是，医护、家属和患者就这样互相"演"着。术后每况愈下的身体、频发的疼痛、化疗掉下的头发……这些，大家都只能装作视而不见。

直到有一天病床上的他微笑着叹了口气说："回家吧，咱不治了。"

我时常想，也许在那一刻，回家才是最好的疗愈。

回到手术室，我接着开始准备第3台手术，那也是一台全子宫切除——子宫内膜癌。手术室的同事们又重整旗鼓，投入新的一台手术里。

我调整好麻醉深度，医生划皮进腹。手术室的无影灯清晰明亮，我们和躺着的患者一起，在一片黑暗中寻找生的希望。

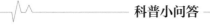 科普小问答

❶ "肿瘤"和"癌症"有什么区别？

"肿瘤"是指局部组织细胞增生形成的新生物，包括良性增生组织和恶性组织。"XX瘤"并不意味着是恶性组织，例如子宫肌瘤、乳腺纤维瘤。这些肿瘤只是因为局部组织受刺激增生，不会发生转移，

切除后一般不会复发，并且不会侵犯其他组织。

而恶性肿瘤是指分裂增殖后彻底失去控制的一类恶性组织。名称上被冠以"癌"的均为恶性肿瘤，但部分恶性肿瘤也叫"XX瘤"，例如骨肉瘤。

❷　一旦确诊癌症，就一定没希望了吗？

当然不是！随着医疗技术的发展，很多癌症患者的预后和生存都有了很好的改善，例如甲状腺癌、前列腺癌等，很多患者在手术之后预后很好，只需要定期体检随访即可；而像肺癌、胃癌、直肠癌等的患者，只需要做到定期体检，在肿瘤早期进行手术干预和治疗，基本也能"痊愈"。

因此，不论面对何种癌症，定期体检、规律健康生活、早期干预，是最好的治疗方法。

11.

关乎生死的术中抉择

近60斤（1斤＝0.5kg）的肿瘤、术中大血管破裂、血库没血，手术停在半路，我无奈地和周主任说："主任，我们必须终止这台手术。"

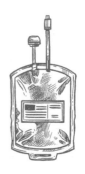

看到"腹膜后肿瘤切除"这7个字的时候，我的背后冒了一阵冷汗。

　　后腹膜是腹腔深部的一个特殊区域，分布有胰腺、肾脏等器官。这个部位之所以特殊，一是因为位置较深，平卧位手术下视野很狭窄，手术操作难度大；二是因为这一部位解剖结构复杂，血管丰富，各种重要的动脉、静脉丛纵横交错，手术的每一步都需要谨小慎微，稍不注意就会造成大出血；三是因为这一部位有2根重要的血管——腹主动脉和下腔静脉，前者的重要性自不用说，后者是收集腹部脏器血液和下半身血液的最大静脉，容量也大，相当于身体的储血器。这两根血管有任何破损，患者就可能直接下不了手术台。

　　规培的时候，因为医院专科大多收治靠近血管的后腹膜大型肿瘤患者。看到腹膜后肿瘤，我就会想到术中源源不断的出血、源源不断的输血、机体内环境的失衡，以及不断推入静脉的升血压药物。这让我近乎本能地对腹膜后手术心存戒备。

　　这一部位的手术，既考验外科医生的心理素质和技术水平，也考验麻醉医生的临场应变和处置能力。

深入腹膜后区域，出血常常不可避免——分布复杂的微小动脉和静脉在手术过程中会有不可避免的损伤，外科医生需要快速找到止血点结扎止血。在一两根血管破损时，结扎止血的速度还能跟上，但出血点一多，加上出血量大导致术野不清，能否顶住压力有条不紊地快速操作最考验外科医生的心理素质。

与此同时，麻醉医生也面临巨大压力：快速的出血导致血容量急剧下降，血压下降，组织血液灌注不足，麻醉医生需要用尽一切办法把血压维持住。这个时候除了加压输血、运用升压药物，还要兼顾好身体的各种平衡——酸碱平衡、电解质平衡，做好重要器官的保护——避免心肌、大脑、肾脏等器官缺血损伤。

所以当我看到腹膜后手术的时候，就知道这是一场硬仗了。

但这场仗，远比想象的难。

60斤的肿瘤

手术通知单上的"腹腔巨大肿瘤"让我有了一定的心理准备——肿瘤可能压迫腹腔脏器，甚至腹部可能看到明显的隆起；巨大肿瘤常常有营养耗竭症状，患者可能很瘦弱；瘦弱体质加上可能有前期化疗的情况，身体条件更差，麻醉风险也更高……

但直到真正看到患者，我才意识到，之前的想象力还是不够，患者的风险远比想象的高——一个60多岁的女性，腹部完全膨起，肚子像足月妊娠的孕妇一样；但身体四肢很瘦弱，看得出来营养条件不好；头发稀疏苍白，之前可能化疗过，后来身体情况也没有完全恢复……

这样一个基础条件差，还要做巨大肿瘤切除术的患者，手术时间必然很长。加上如此大范围的肿瘤，与后腹膜众多血管肯定存在粘连，手术过程中的出血难以避免。

我看了看病历里的备血单——1 000mL红细胞，800mL血浆。这点备血是远远不够的。

备血是外科手术之前，评估手术可能有较大出血风险，术中或者术后需要输血时，需要患者提前办理的术前准备过程，除了交叉配血确定匹配的血型外，也要告知输血科可能需要用到的血量，以便做好充足准备。

"周主任，这台手术备血只有1 000mL，我担心不够。要不您把手术缓两天，再备备血？"我试探着和主刀医生沟通。

"唉，我也想啊。我们刚开始和输血科也是这么沟通的，本来备到今天应该有2 000mL了，谁知输血科跟我说AB型血紧缺，现在只能给1 000mL。患者现在吃不了东西，肚子胀得不行，疼痛、梗阻都很严重，病情不允许再拖了。"周主任也表达了无奈。

这是外科和麻醉最常见的分歧。

从外科医生看待病情的角度出发，手术常常是唯一能够解决问题的方式，也是改善很多症状的关键。尽早手术，意味着患者能尽早摆脱一些痛苦的症状，哪怕仅仅是"治标"的姑息性手术，对于术后生活质量的提高意义重大——让患者有尊严地活，哪怕冒点险，也应该试试。

但从麻醉医生保证安全的角度出发，会更多地考虑患者现有的情况是否能够耐受手术的创伤；如果稍微推迟，让术前准备更充分一些，是否可以减少术中意外事件发生的风险。从麻醉医生的角度来说，"有尊严地活"的前提，是能够活着下手术台且出院——活下来是前提，如果风险过高，麻醉医生有义务"喊停"。

"我担心万一出现大出血，会很被动。您也知道这个肿瘤的位置，这点血肯定是不够用的。"我仍然坚持我的担心。

"我理解。我们打算这样，这个患者是复发的肿瘤，我们手术主要是进行姑息切除，保证她的日常生活，能吃饭，能生活自理。就是一个减瘤手术，不是要做到完全切除。和血管粘连太多的地方，我们尽量不碰。而且，她上一次的手术也是我做的，上一次几乎没出什么血。脂肪肉瘤，是有分隔的，不难做。"周主任也把实话和我交了底。

复发性肿瘤，很多时候并不具备手术的指征。这一类肿瘤恶性程度高，即使做到大范围切除，肿瘤也会很快重新长出来，短则数月到半年，长则一两年。但如果肿瘤侵犯了消化道、血管，威胁生命或者影响正常的进食等，也可以进行姑息性手术，尽可能切除一部分肿瘤，缓解当下紧急的情况。

这个患者的情况就是后者——腹部增大的肿瘤严重占据了腹腔，

导致胃肠道被挤压到腹腔一侧，造成消化道严重梗阻。之前肠道受压没太严重的时候，还可以通过下胃管，向胃管里注入流质食物来维持营养。现在肠道受压严重，胃管也不管用了，而逐步扩大的肿瘤还有压迫腹部大血管的风险，所以手术还是有必要的。

而肿瘤特点也如周主任所说，脂肪肉瘤虽然是恶性肿瘤，但一般有明确的包膜和分隔，比其他组织有侵袭性的肿瘤要好处理一点，相对来说，出血风险有所降低。

"我好好配合您，我也会做一些血液保护的措施。如果术中有情况，我们再看。"我含糊地给周主任打了一个"预防针"。

手术如常进行。

打开腹腔，看到的是一大块黄白色的、质软可推动的肿瘤组织。组织之间有一个一个的包膜把肿瘤包裹成一块一块大小不一的圆形或椭圆形球状物，胃、肠道都被挤到腹部的左边，器官都像萎缩了一般，只留下腹腔中央一个巨大的"怪物"。

手术的第一步是要了解肿瘤的分隔及来源。尽管从CT检查上看肿瘤来源于腹膜后区域，但在手术切除之前，还需要明确它和腹腔脏器、大血管之间的位置关系。

周主任先用手判断了一下肿瘤的分布，因为是有分隔的，他顺着每一个分隔探下去，了解肿瘤的大致构造。了解肿瘤基本的构造后，周主任开始逐步切除它。

这是一个漫长的过程。

面对一个庞大的且和腹腔各种网膜、器官相互粘连的肿瘤，最重要的工作是将肿瘤和正常的组织分离开，这需要慢慢明确肿瘤组织的边界，分离的同时还要注意结扎好血管，防止出血。

手中拿着电刀一点一点切割，碰到出血点就进行结扎或者电凝，看得出来，周主任在很谨慎地进行分离，尽可能地减少手术因素带来的出血。

"先去血库把血提来吧，备着。"我让台下护士进行输血前的准备，核对血液的信息。从通知血库提血，到最后拿到血液还需要半个多小时，这期间血库要把血制品从冷库逐渐复温，因此早点提来也有个准备。

与此同时，我加快了静脉补液，这是血液保护的一种方式——在手术之前，或者在可能的出血事件之前，通过静脉补入一些液体对血液进行稀释，这样就算出血，真正流失的血细胞可以相对减少，起到减少血液损失的目的。

但即使这样，也是杯水车薪。

手术的前5小时，外科医生大多在解决腹腔浅部的肿瘤，没有分离到深部，也没到血管丰富的区域，出血很少。随着手术的逐渐深入，肿瘤的切除也逐步进入困难的区域。

大血管破了！

首先是肝脏下缘和胰腺的部位。

这是一个充满丰富血管且血管走形变异度很大的区域，稍不小心就可能弄破动脉，导致手术区域涌出鲜血。涌出的血液一覆盖，术野下的结构看不清，出血点就找不到。找不到出血点，术野下的血液就止不住，如此往复，陷入恶性循环。

如果外科医生盲目操作，下手不准，止血点没钳夹住，反而造成其他血管破裂，局部出血就会一发不可收拾，最后只能采取加压填塞、夹闭上游动脉等方法来止血，但这些手段，都会带来很多复杂的并发症。

所以，这一区域的手术，即使是经验老到的外科医生，也是慎之又慎的。

周主任明显放慢了手术速度。

随着手术解剖分离的逐步深入，术野逐渐狭窄。周主任拿着长柄的手术器械深入腹腔，在无影灯和头灯的照射下，双手在极微小的范围内动作，像八音盒上跳舞的玩偶，精细但准确。

"噢，这里它往下扒到下腔静脉上了。"随着肿瘤的逐步分离，周主任发现肿瘤往下生长到了大血管区域。

从胰腺的位置往下，腹膜的后面是2根重要的血管——下腔静脉和腹主动脉。腹主动脉比下腔静脉稍细一些，肉眼能明显看到它随着心跳在搏动。而下腔静脉就在腹主动脉的边上，像一根疲软的水管，血管壁很薄，甚至可以看到血管里的黑红色血液。

但此时，两根血管都被一块巨大的肿瘤覆盖，把肿瘤组织往旁边扒开，可以看到肿瘤底部的一大块和2根血管相连，就像两根并行的水管上扒着一块巨大的口香糖。

尽管是姑息手术，不用刻意追求完全切除肿瘤，但切除的肿瘤组织越多，可能就能为患者争取到更多的存活时间。而上腹部的一大块肿瘤组织现在唯一的连接点，就是扒在血管上的这一处，把这一处分离开，就能把上腹部的肿瘤完全切除。

尽管前面的分离使这一部位的术野比较完整地暴露，但由于下腔静脉的血管壁很薄，分离时稍微不注意，就可能导致下腔静脉出现破口。

作为全身最大的一根静脉，这样的后果可想而知。

整个手术室变得异常安静，只剩下监护仪"嘀——嘀——"的声音。主刀医生的动作一慢再慢，手术台上所有人的眼睛都盯着这一小块局限的区域。

手术操作的位置太深，在患者头侧的我看不到术野的情况，只好盯着吸引器。如果有出血，吸引器会第一时间引流出血液，我也能马上做出反应。

"止血钳、爱丽丝钳，快。"伴随着主刀医生的声音，吸引器引流出大量深红色的血液。

我心想：糟了，下腔静脉破了。

在局限区域中发生的血管破裂，涌出的血液会立即覆盖住整个术野。只有不断吸引掉手术视野中的血液，才能找到出血点，进行缝扎或电凝止血。而伴随着吸引器中大量血液的涌出，不到1分钟，患者血压开始下降。

下腔静脉是收集下半身和腹腔脏器的静脉血液并使其回流至心脏的重要通道。下腔静脉的破口，导致血液涌入腹腔，回流到心脏的血液骤减，就像一个抽水泵的水源突然少了，泵出的血液也急剧减少，血压以秒为单位开始进行性地下降。

我迅速把中心静脉的输血通道完全打开，输血袋加压，几乎等同于把血液通过中心静脉导管挤到静脉中，希望通过快速输血，补充减少的回心血量，维持血压。

"再开放一路静脉。"我让台下护士着手准备新的补液通道。

术中大出血，抢救的核心原则很简单——补液。

大量的血液涌入腹腔，身体的血管像瘪了的水管，无法形成有效的血压。血压低，全身的血液就无法灌注到重要的脏器和组织，这样下去会导致身体缺氧，诱发代谢障碍，还会引发后续的酸中毒和内环境紊乱——组织缺氧产生大量乳酸，增多的乳酸舒张血管，导致血压进一步下降，再加重组织缺氧——大出血的恶性循环就此产生，直至循环系统彻底崩溃。

但此时，我又无法重新利用引流出的血液进行自体血回输。

肿瘤手术的操作器械上沾染了肿瘤细胞，导致术中出血被肿瘤细胞污染。不同于骨科手术可以通过自体血回输设备，把引流出来的出血都收集起来，清洗、分离再回输体内；但肿瘤手术中如果回输术中出血，可能造成肿瘤细胞的全身扩散。

因此，只有通过静脉通道不断输血，重新恢复有效的血容量，才能打破大出血的恶性循环。此时单纯凭借中心静脉导管已经很难满足输血的速度，面对后续不确定的出血量，只能再通过外周静脉进一步增加输血通道。

尽管已经采用加压输血提高输血效率，但相比于破口不断涌出的血液，这点作用收效甚微，血压仍然进行性地下降。

92/53mmHg、77/43mmHg、64/39mmHg……面对逐步下降的血压，我把预先准备好的收缩血管药物通过中心静脉导管推入，希望通过收缩外周血管维持住血压。

但这并不是最佳的应急策略。

收缩血管药物通过收缩外周血管来起到维持血压的目的。这就像在疲软的水管上套扎一个项圈，减少了血管的横截面积，自然能够提升压力。但这样的"套扎血管"并没有解决"血容量不足"的核心矛盾，只能通过升高血压，确保重要脏器的血液供应。

这就像把原本不多的"水源"，优先供给到重要的"田地"，但这样的供给，一定会带来另一些"田地"的"缺水"。因此，缺血的问题并没有改善。

此时，外科医生也在紧张地缝补下腔静脉的破口。为了止血并缝扎破口，外科的操作首先是用止血钳钳住血管，就像修水管的时候先把水阀关掉。只有破口涌出的血不再汹涌，才能用血管缝线进行逐针缝合。但对下腔静脉进行钳夹，会直接导致回到心脏的血液进一步减少，在止血的同时，心脏也很难收集到足够的血液泵出。

钳夹得多，回心的血就少，血压就维持不住；钳夹得少，出血口的血流更急，就更难进行破口的修补。

这是两难的选择。

"周主任，回心血量太少了，血压撑不住。您稍微把下腔的血管钳松开一点点。"我也提出了我的难处。

这是外科和麻醉最常见的矛盾。

外科医生的钳夹止血，是为了尽快度过大出血的危险期；麻醉医生要求放开一点钳夹处，是为了保证基本生命体征的维持。

挺过大出血，维持生命体征，都是为了手术的安全完成，但此刻，这两个目标又是如此矛盾。

监护仪的动脉血压逐渐上来了一些，我知道周主任还是放开了一点止血钳，因为此时，吸引器所吸引出的血液也多了。

收缩血管的药物，加上2条加压输血的管道，艰难地把血压维持在了一个较低但可接受的水平。外科也逐渐完成血管缝合，出血基本止住了。

我看了看引流瓶中的3 000mL暗红色血液，又看了看患者已经苍白的面部。虽然输进去1 000mL的血液和接近2 000mL的人工液体，但血细胞、血浆等成分仍然是少的，尽管暂时维持住了血容量，但随着人工液体被代谢到血管外，有效血容量还是会降低。

补充不了有效血容量，即使患者熬过手术，术后恢复阶段也会面临更严峻的问题：随着人工液体被代谢完毕，有效血容量不足，仍会进一步加重身体缺血缺氧的情况，这样累积起来的大量乳酸、身体内部电解质紊乱，会导致复杂的器官损伤，并有可能引发术后多器官功能障碍。

输血，成了唯一有效的办法。但这也是矛盾所在。

由于疫情的原因，献血数量急剧下降，我们医院仅有的血液库存也是之前院内员工集中捐献的。本来就稀缺的AB型血，在此时更是少之又少。血库能给到1 000mL已是不易。

但手术紧急用血总还是有一些优先级，抱着试一试的态度，我再次给血库打电话。

"出血出了3 000多毫升，现在血压也维持不住，这样没办法下台，能再给点吗？"我几乎摊开所有底牌，如果没有足量的输血，患者即使下得了手术台，术后的情况也凶多吉少。

"AB型的只有这么多，还有400mL，这都是从急诊备血里拿出来的，之后就再也没了。"输血科的答复也斩钉截铁。

400mL血，对这名患者来说，杯水车薪。

手术陷入困境。

要不要继续手术？

进一步切除肿瘤，可能造成进一步出血。即使没有血管的破裂，现在因为缺血缺氧带来的酸中毒和凝血障碍，以及创面的渗血也足以威胁患者的安全；但如果就此止步，留着腹腔里的一小块肿瘤，患者肿瘤复发和转移的风险就进一步增加，越少的肿瘤组织，常常意味着越长的存活时间。即使是姑息性手术，外科医生也总是希望尽可能地切除更多肿瘤。

临床抉择中，所有人都知道应该"两害相权取其轻"。但绝大多数时候，"两害"显而易见，"孰轻"却难以分辨。

周主任也踌躇了，不断地探查剩下的肿瘤组织，试图找到新的入路来减少出血和损伤。

"唉，我就把这一块再分一分，拿掉就好，就这2个小包囊了，拿掉就基本全切除。小蒋，你那边还能撑住吗？"周主任转头看向我。

从麻醉医生的角度来说，我也明白更多的切除可能意味着更长的生存期。但更多的切除，也意味着更多的术中出血和更大的风险。

更长生存期的前提是，患者可以挺过这一台手术。

"周主任，我不建议继续了。血容量欠很多，血库又确实协调不了，后面万一出现什么状况，我们很被动。"我说出了我的无奈。

"唉，就差这一点，她第一次找我做的时候，我基本切除干净了。这次剩这么一点，后面可能就复发得更快。"周主任也有不放弃的理由。

"这样吧，您试着把不太粘连的切除。下面粘在腹壁的就别动了，我怕腹壁的静脉丛一破，我们都收不了场。"我也亮出我的底牌。

拿掉最后一个粘连不多的肿瘤组织后，周主任用手推了推扒在腹壁上的一小块肿瘤。推不动，意味着粘连紧密，中间可能还包裹着众多小静脉、小动脉。再精细的分离，手术器械的精细程度也无法超过微小的动静脉血管。

周主任叹了一口气，放下分离钳。

"探查一遍就冲洗关腹吧。我去和家属说明一下。"他的语气明显变低沉了。

随着手术收尾，患者的生命体征逐渐平稳，尽管内环境的酸碱和电解质平衡可能一团糟，但至少当下算是平稳挺过手术。

周主任下手术台之后，迟迟没有离开手术室。

"唉，你看有的时候就是没办法啊，没血啊，没办法继续进行下去。我要是不管不顾地做下去，万一出血了，渗血了，对她来说更加不好；但是现在这样，留了一小块肿瘤在里面，我又不甘心。当医生啊，有的时候真的是无奈啊。"他看着我的眼睛，眉头紧紧地皱着，眼球上布满红血丝。

我知道，周主任这些话，其实不是对我说的，是对他自己说的。

我能理解在为了一个目标连续奋战9小时，不，应该说努力2年之后，当再次遇到这个对手时，他是多么迫切地想要做得更好。

影响医疗结果的，很多时候正是一些无奈的客观条件——没有血、没有药、没有足够多的医疗资源。在有限的条件下获得最好的治疗收益，是绝大多数时候每一个医生都在打的"算盘"。就像周主任做的这台巨大腹部肿瘤手术，就像没有血的时候我要求终止这台手术。

上学的时候，麻醉专业课有一个内容叫作器官保护，其中有一个名词叫"血液保护"。

当时我一直不懂，血液不同于心脏、肝脏、肺脏等实质性器官，后者都可以针对性地进行保护，让这些器官不缺血、不缺氧、不被药物的副作用损伤。但血液保护，保护的是什么？

后来上了临床，我才发现，我们用得最多的器官保护策略就是血液保护。血液保护，就是减少患者的血液损失，保证患者的血容量。

因为血液是太过稀缺的资源，以至于有的时候只能提前做好准备，否则需要时常常无计可施，比如术前应用药物动员身体的造血功能；比如术前通过补充人工液体、稀释血液，减少因出血导致的血细胞和血浆的损失；比如在非肿瘤、非感染的手术中回收血液再进行回输，减少损失；比如通过改善凝血功能，使手术中的出血减少……

但这些措施仍旧是杯水车薪，临床用血的缺口常年都在，这意味着在临床抉择中，这个因素常常成为关键的短板。

就像这个患者一样，如果有更多的备血，我们就可能继续完成剩余的切除手术。但在实际的临床工作中，常常伴随着这样的无奈：给这名患者备更多的血，意味着要减少给其他患者的备血；保证了这一台手术的用血，就意味着下一台手术可能没有血。这就像打仗的时候，只剩下最后一点粮食，但每一个战士都需要冲锋，军粮该怎么分配？

有时术前访视，发现大手术没有提前备血或备血不够，外科医生也会和我有分歧。他认为："备不到血是事实，但也不能任由病情进展被动等待吧。而且这台手术不会做得很大，出血不会很多。"这时，我会晓之以理地说明，备血对于降低手术风险有多重要，当出现突发情况而没有血的时候，情况会多么被动。

"会不会出血"本质上是一个概率问题。即使是技术再好的外科医生，在庞大又复杂的手术面前，也总会遇到出现突发情况的案例。如何平衡手术风险，就是麻醉医生需要把关的地方。

很多时候，当我看到一个棘手的手术，患者的手术风险和手术获益"五五开"的时候，我常常会问自己："患者能否接受最坏的情况？"

很多医疗抉择，就是在这种自问中得到答案的。

在成为一名医生的道路上，医学教材的总厚度可以达到3~4m。书中讲述着诊断标准、治疗方法，甚至完整叙述了何种情况下应该采用怎样的治疗。但如此多的书本，依旧没有一本告诉我们，在面临进退两难的医疗抉择时，抉择的依据是什么。

尽管现在的医学指南、临床共识会给出一个大致的治疗框架和原则，精确一点的会给出用药方案建议和治疗策略。但再精确的临床指南也存在很多"盲区"，如何做选择，是考验每一个医生的问题。

以周主任的这个患者来说，更大范围的手术切除可能意味着更长的生存时间，但也可能带来更大的手术风险，那么，应该切除多大范围？

保证了这一台手术的用血，可能可以让这个患者不因失血而发生严重并发症，但也可能让另外一个患者面临无血可用的高风险状况。那么，应该如何分配血液？

而简单到每一个医生都会面临的问题：一台手术、一种治疗方法，可能给患者带来生的希望，但也可能因此带来更加严重的并发症或副作用。那么，应该做怎样的决定？

成为麻醉医生之后，我逐渐意识到很多药物和操作在带来获益的同时，也伴随着风险的增加：镇痛药物的使用能够减轻疼痛，但也可能带来术后的恶心呕吐，甚至认知功能障碍；中心静脉穿刺置管可以确保术中快速输血输液而维持生命体征，但这个操作本身又可能引起气胸、胸腔出血等并发症。

在面对一台具体的手术时，如何抉择镇痛药的使用量以确保充分镇痛的同时减少药物带来的并发症；如何根据一个患者术中的出血风险来判断是否要使用中心静脉置管……

成为一名医者的道路，就像一场漫长的长跑，其间充满各种未知、遗憾、后悔与不服气。我看着周主任离开手术室时落寞的背影，不禁感慨。因为长期站立低头手术，他有些习惯性地驼背。

"懂得放弃，可能也是一种肩负的责任吧。"

我看着监护仪上平稳的血压，开始调浅麻醉深度，准备患者复苏。

科普小问答

1　免费献血，那为什么医院输血还要缴费？

坚持自愿免费献血，一是避免有偿献血、"卖血"等交易泛滥，保证血制品来源安全，降低血液传播性疾病的发生率；二是血液是无法人工合成的医疗资源，因此只能通过无偿献血来供应。

血液从收集到使用，需要经历分离、检验、质控、储存、运输等多个环节。其中需要使用大量的药品、耗材来保证血液的安全、可用。这些成本，最后成为医院用血的费用。

2　备血的时候，为什么医生会要求家属献血？

这种形式叫作"互助献血"。互助献血是具有明确指向性的个人或团体无偿献血方式，也是受到法律保护、符合无偿献血相关法规的形式之一，献血者和用血者常常具有亲属关系，或者是同事、朋友等。临床血液资源十分匮乏，在需要大量用血时，血库无法提供如此大量的手术备血，只能通过互助献血的形式采集血液，并用于对应的手术。

12.

癌痛的尊严

开了最大剂量的镇痛药处方，患者却仍然疼得满头大汗。我看着满脸无助的他说："放心，我们就是专门'治痛'的医生。"

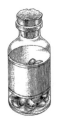

值班的时候，总希望不要接到接诊电话。

我时常和不在医院工作的人开玩笑说，打来麻醉科的急诊电话，几乎没有一件好事——要么是抢救插管，患者呼吸循环衰竭，麻醉科到场进行气管插管来做呼吸支持，有的时候甚至要主持大抢救过程；要么是急诊手术，病房的患者遇到突发情况要手术；要么是急诊室的突发状况。

紧急的时候，手术通知单还没送到手术室，患者已经在手术室门口。

尽管医生都是唯物主义教育下的"产品"，但在值夜班这件事情上，没有哪个医生能够笃定地说："我不相信'夜班之神'。"因为这些医生在说出这句话之后，往往会接受"命运的惩罚"——一个通宵都合不上眼的夜班。所以，今天这个夜班，我既没有点任何"霉"（莓）果，也没有吃和"忙"（杧）果相关的东西。

晚上10点，我早早在值班室钻进被窝，睡前还摸了摸值班电话，默念"求夜班之神眷顾"，然后美美地睡去。

虔诚如我，应该值得一个"一觉到天亮"的夜班吧。

晚上11点，电话响了。

调整了3次的镇痛药剂量

"麻醉科吗？我是肝胆科的，我们有个患者镇痛泵用完了。麻烦你再来评估一下给配一个吧。"外科医生的语气倒没有想象的急促。

"什么时候的手术？镇痛泵术后48小时用完撤下来就行了，为什么还要再配一个？"我有点不耐烦。

"没做手术，他是晚期癌痛的，姑息治疗。你们之前给配过一个，现在用完了。"电话那头连忙解释。

我这才恍然大悟。昨天早上交班的时候就听说有这么一个患者，晚期癌症多发转移，腹部疼痛剧烈，所以要求镇痛治疗。但我交班的时候恍恍惚惚，具体剂量也没听清楚。

但既然打了电话，就得解决问题。起床，拿钥匙，开保险柜，拿镇痛药，开始配镇痛泵。

翻查交班记录是个费劲的事，而且药物剂量也不一定完整地写在交班本上，现在问同事，同事肯定睡了。"算了，估摸着来配药吧。"我心里嘀咕着。

癌痛患者的疼痛堪比大切口手术，镇痛剂量肯定要大一些，我按照外科大手术的术后镇痛剂量，额外加入辅助类的镇痛药物——在我看来，这个剂量已经非常大。

病房已经关灯，大多数患者已经休息，只有几个不知是有意识还是无意识的，睁着眼睛看着床头灯，旁边的监护仪响着脉搏音。

我走到患者的床边，床头灯的光线微微发黄，让本就因为肿瘤而引发黄疸的患者更显虚弱。半躺半卧的姿势下，他的腹部隆起不太明显，但从腹部引流出的腹水可以看出，情况已经不容乐观。

我拿起已经用完的镇痛泵，熟练地组装上新的，确认一遍管道通畅，然后向他嘱咐道："晚上疼了，可以按一下这个按钮，这样泵里面会进去更多药，就不疼了。"

这是镇痛泵上的"加强镇痛"按钮，按动以后，会有背景剂量以外的药物加快输注进血管，用于缓解突发的剧烈疼痛。

他似乎已经轻车熟路，连忙点头。

这时候，我才看清楚他的脸。脸上的皮肤有些发黄发黑，皮肤因为缺乏水分而形成一道道沟壑，眼睛的白色巩膜泛着明显的黄色。

这是典型的肝病面容。因为肝功能逐渐衰退，血液中一种叫作"胆红素"的物质不能被肝脏代谢掉，堆积在身体里，让眼睛的巩膜变黄，皮肤也变得蜡黄发黑。

在一旁陪床的是他老婆，典型的农村妇女，有些旧的小袄子上戴着2个棉布袖套，站在边上有点不知所措。

嘱咐完，我重新回到值班室，想着今晚能安宁下来了。

大概过了1小时，电话又响了。

"麻醉科吗？我是肝胆科的。还是那个患者，他还是很痛。你要不要来看看是不是镇痛泵有问题？他说这个药感觉没什么用。"对面的医生大概听出了我接电话时的不耐烦，所以语气很委婉。

我回想了一遍参数设置，又想了想配方用量，想来想去，实在想不出效果不好的原因。

"难道是剂量不对？"我心里一紧，偷懒还是不行，还是要看交班信息。

但交班本上的确没有写剂量信息，只写了更换镇痛泵的时间；原先镇痛泵的背面应该贴有镇痛配方的剂量，但拿起一看，已被不知哪里来的水渍浸得模糊不清了。

我决定去病房看看，实在不行，根据疼痛评分再调整剂量。

原本以为他的疼痛是影响睡眠的程度，但他的表情、面部肌肉的收缩、额头渗出的汗珠，还有他紧紧抓着的他老婆的手，都在告诉我——他很疼。

他老婆看到我来了，连忙站起来和我说他如何如何，但急切的语气合着方言，我只能大概猜到还是因为疼痛的问题。

晚期癌痛，的确是难以忍受的。

这是因为进展的肿瘤组织可能压迫或者侵犯神经，部分肿瘤还会引起炎症反应而加剧疼痛。这种疼痛剧烈、持续且伴随突然增加的趋势，使用普通的镇痛药物难以压制，只能采用最强的阿片类镇痛药。

"你跟我讲一下，现在有多痛。假如你能想象最痛的情况是10分，你现在这个疼痛大概几分？"我试图通过疼痛评分来了解他的情况，也对药物的需求量做一个判断。

"8分。"他用微弱的语气说，手也缓缓抬起来做了个手势。

在这样大的剂量下，疼痛仍然这么明显，这种情况实在少见，要做到满意的镇痛，还是要知道之前的剂量。

交班本上没有详细记录，我开始翻找工作群中是否有相关信息。往上翻找了3天的聊天记录，才发现3天前，也是在晚上，值班医生在工作群中发的"患者对阿片类药物耐受明显，镇痛泵舒芬太尼改为500μg，随访"。

舒芬太尼是目前镇痛效果最强的阿片类药物，镇痛效果是常用的芬太尼的100倍。一般情况下，仅仅10μg的舒芬太尼，就能缓解众多手术术后的短暂急性疼痛。即使是整台大手术下来，一个患者全天的舒芬太尼的用量一般也不会超过70μg。

舒芬太尼500μg，48小时，相当于每小时接近10μg的用量，这是常规术后镇痛的3倍！

这么大的剂量，药物的副作用都该来了——恶心呕吐、呼吸抑制、瘙痒、尿潴留……

我赶紧问他："你之前的那个镇痛泵效果好吗？用的时候还会感觉疼吗？有没有其他的不舒服？"

他说："疼还是疼，但比现在这个好一点。感觉想吐，睡不好。"

"医生，你再帮我加点剂量吧。现在太疼了。"他用哀求的眼神看着我。

我重新把镇痛泵的配方调整好，把舒芬太尼的用量增加到500μg，重新调整背景剂量。

通过短时间、大剂量的药物负荷输入，他的疼痛有了明显的缓解。大约半小时之后，我再过去随访情况，问到肚子疼不疼时，他掀开衣服指给我看："这里还有一点点，这边好多了。"

那是一片接近破溃的皮肤，肋骨下缘有一块凸起，皮肤微微发红，皮肤之下是疯长的肿瘤细胞。

第二天下夜班，我又来到病房，想了解他前一天晚上的疼痛情况。

"疼痛好多了，能够忍受，就是头晕得不行，想吐，一晚上睡不着。"他说这句话的时候感觉使不上劲，眼睛尽显疲惫。

的确，尽管镇痛药物的剂量基本满足了镇痛所需，但大剂量下，药物的不良反应几乎难以避免。

阿片类药物，最常见的不良反应就是恶心呕吐，严重的时候有些患者说："痛点还能忍，头晕呕吐的感觉真的太难受了。"

"没事，我今天再给你把药调整一下，会舒服一点。"说完，我重新回到科室调整用药。

为了解决单一药物镇痛所带来的问题，麻醉医生其实早就做了很多工作，其中"多模式镇痛"就是最为核心的用药理念。

所谓"多模式"，就是不同镇痛原理的药物组合使用，在达到满意的镇痛深度的同时，降低单个药物的用量，从而减少不良反应的发生。从简单如布洛芬、对乙酰氨基酚这种家用的解热镇痛药，到盐酸曲马多、喷他佐辛等弱阿片类药物，再到芬太尼、舒芬太尼这类强阿片类药，不同药物发挥镇痛的原理不同，组合起来应用比单一应用能显著降低用量。

随着越来越多新兴药物的出现，"多模式"中也有更多新的应用，比如采用一些轻度的镇静药来帮助患者术后睡眠，加入一些抗焦虑、抗抑郁的精神类药物来缓解一些患者术后的神经精神症状。

随着新技术的开展，多模式镇痛不再局限于药物种类的多模式，越来越多的镇痛技术也加入多模式镇痛的策略中来。

通过局麻药对外周神经进行阻滞、像无痛分娩一样通过椎管内给药镇痛、采用红外线等物理手段局部缓解等，这些技术的应用也在不断拓展镇痛领域的边界。

如果说以前的麻醉医生镇痛只能靠"打一针"，那么现在我们有了更加丰富的手段，可以通过"全身+局部""区域+单点"来精细化管理。

这个理念，也可以运用在这名癌痛患者的身上。

我在镇痛泵中加入了浅镇静的药物，可以适当改善难以入睡的问题；配合一些缓解神经病理性疼痛的药物，来改善神经本身病变而引起的疼痛；原本的药物方案中还有抗炎药物，能够缓解肿瘤引起的炎症反应所带来的广泛、持久的"钝痛"。

我特地将患者自控按钮的药量增加，以缓解在爆发性疼痛时出现的镇痛泵背景剂量不足的问题。我特地嘱咐他说："还是这个按钮，如果疼痛加重了，按一下，会有额外的药物进去，疼痛就会减轻一些。每一次出现爆发性疼痛，都可以按一下。"

他满怀感恩地看着我，连忙说："好的，谢谢你医生。"他的老婆也在一旁合掌表达感谢，脸上露出淳朴的笑容。

后面几天，我没再跟进这个患者的情况，只在有一天看到交班本上写着："患者阿片类药物耐受明显，镇痛泵舒芬太尼调整为600μg，其他药物同前，随访。"

600μg，用量更大了。

我登录上病历系统，想看看他完整的治疗经历：肝癌晚期，继发转移，不能进食。

住院的原因是肿瘤有破溃的趋势，考虑行姑息性手术治疗，让肿瘤能少一点压迫，让患者能开始吃饭。但因为各项指标一直恢复不上来，没办法进行手术，只能让麻醉科用镇痛泵缓解疼痛的症状。

这些舒芬太尼，是现阶段缓解他疼痛的重要手段。

但毕竟静脉药物镇痛并不是缓解癌痛的长久之计，针对顽固性癌痛的姑息性镇痛治疗，目前也有吗啡鞘内泵等治疗手段。

这种技术可以将一根导管链接到脊柱中，通过皮下的装置将药物直接注射到脊髓周围而发挥镇痛的效果。这种技术镇痛效果好，药物的用量也小，相比于静脉药物镇痛来说，几乎没有什么不良反应。我试图和他的管床医生建议这种镇痛疗法，顺便跟进一下他的用药情况。

但仅仅1周左右的时间，再见到他时，他的身体已经明显瘦弱，半卧位下原本不太明显的包块已经明显增大，伴随着进一步消瘦的身体、愈加发黄的眼球巩膜和看起来更加虚弱的呼吸。

"疼痛的情况好多了。你看，这里摸着不疼了。"他指着接近破溃的肝区皮肤。

"晚上睡得怎么样，还有没有恶心想吐的感觉？"我紧接着问道。

"睡得还可以，李医生给我用了安眠药。恶心还是有一点，但没事，忍一忍就好了。谢谢你啊，医生。"他说话的时候像憋着一口气。说完一段，赶紧吸另一口气说。

"我再给你看看能不能把药物配方再调调。"我说完这句话准备转身。他双手作揖，跟我致谢，手上固定的静脉留置针，连同着镇痛泵的输液管道，在空中晃动，格外晃眼。

离开病房的时候，他老婆把我送到病房门口，刚好碰到刚下手术来查房的外科医生。我询问他，这个患者接下来怎么打算。

"不考虑手术了，现在一般情况太差，可能麻醉这一关都过不了，凝血功能差，白蛋白水平也很低。和他家人沟通过，他家里人说过2天出院。"外科医生无奈地说。

他老婆听到后连忙点头，带着不好意思的微笑看着我，好像之前麻烦了我似的。

我点点头进了电梯，原本想说的鞘内泵的事也咽了下去。

多模式镇痛

我看着电梯的楼层显示屏发呆，想着离开医院之后，这位患者将面对怎样的疼痛。在对强效镇痛药耐受程度如此高的情况下，突然中止了药物，会面临怎样的药物反应？回到当地，又是否会有医生愿意冒着风险开出这么大剂量的镇痛药处方？

这些我都不得而知。

我只知道，这是一个没有机会进入手术室的患者。作为麻醉医生的我与他的交集仅限于在病房里给他配置镇痛泵。

相比于在手术室里掌握及调控患者的生命体征，与他的经历让我更明白什么叫作"力不从心"。

疼痛管理，是麻醉医生的基本技能。

1846年，第一例乙醚麻醉手术实施，从那天起，科学战胜了疼痛。100多年后的今天，我们有了更加丰富的技术、更加先进的理念和经过检验的镇痛模式。

我们可以通过神经阻滞，把一部分区域的感觉阻断；可以在脊髓外的硬膜下置管，把身体一个或者几个节段的神经都麻痹；甚至可以瞄准一个部位做神经毁损；还可以应用多种镇痛药物，有镇静的、抗炎的、镇痛的，还有抗焦虑、抗抑郁的精神药品。

所有这些，我们都有很多应用的经验，在患者身上也有了积极的效果。

但面对癌性疼痛，办法非常有限。

麻醉性镇痛药的副作用众多，药物耐受和药物成瘾也时有发生，医生在开具这些处方的时候，常常要再三权衡剂量是否得当、有无药物滥用的风险。

但在所有疼痛诊疗指南里，癌性疼痛的镇痛药剂量没有上限。

晚期癌痛，对应的是疼痛阶梯治疗的最高级。在这一级治疗中，患者对药物的耐受也随着药物剂量的增加而增加。虽然对药物副作用也会出现耐受，但如此大剂量的使用，仍有很多不可避免的并发症。

但面对一个晚期癌痛的患者，很多时候医生能做的，就是不断把镇痛药的剂量加大，再加大，同时辅助一些其他药物来缓解患者的不适。

所有这些，可能只不过为了换得患者的一晚安睡。

而我们也知道，这并没有改善他原本的病情。

疼痛，是一种来自主观的不适体验。

时至今日，在所有的镇痛治疗指南中，针对疼痛的评估仍旧基于患者的自主评分——"假设你能想象的最疼的疼痛是10分，此时你的疼痛是几分？"

不同于心率、血压、体温等基本生命体征，疼痛是一个无法客观量化的症状。我们无法根据身体某一个客观的数值来得出疼痛的程度，关于疼痛的判断都来自每个人主观的体验。而每个人对疼痛的耐受不同，对不同手术、创伤的反应也不同，因此疼痛的管理无法参照一个固定的公式，也很难通过固定的药物剂量达到最精准的治疗效果。

实际上，拟定一个镇痛方案——制定用药、剂量、模式，并不是十分困难的工作。而根据患者的反馈来调整药物和镇痛，却是疼痛管理中最难的部分，难在当药物和技术都穷尽时，疼痛仍在持续……

有一次，我在疼痛学会议上汇报了一个关于多模式镇痛的报告，参照着最新的国际指南和诊疗共识，我条分缕析地综述着最近几年关于镇痛的一些新理念、新技术，叙述着这些技术让疼痛评分降低了多少，疼痛发生率降低了多少。

我仍然记得，汇报结束以后，主持的教授问了我一个问题："蒋医生，你讲了这么多国际前沿的研究和技术，那你觉得在急性疼痛上，我们还有哪些方面做得不好？"

诚然，随着多模式理念的推广，临床上的疼痛变得越来越可控，有些医院甚至建立起了无痛病房、无痛诊疗区，疼痛不再成为让患者恐惧就医的因素之一。

但无可回避的是，我们仍旧会碰到一些使用了各种技术和药物后，疼痛依然无法改善的患者，例如神经病理性疼痛，例如慢性术后疼痛，例如晚期癌痛。这些疼痛中有些并不十分剧烈，但长时间存在的疼痛会逐渐引起神经精神症状；有些疼痛十分剧烈，以致医生都不忍心看到，在生命的最后时刻，患者还要经历这样的痛苦。

因而，在回答那个问题时，我说："尽管多模式镇痛理念和技术改变了很多，但仍旧有很多复杂的案例是我们无法给出好的解决方案的。我们看似有很多技术和药物可供使用，但在真实的临床工作中，选择却往往没有这么多。"

"我们也没有更多办法"这句话，有的时候可能碾压了生的希望。

作为医生，坦言"医学是有时而穷的"不是一个容易的过程。

我习惯于在手术室面对熟睡的患者，是因为面对冰冷的参数，我可以更理性地对突发情况、病情变化做出判断，给出解决方案。

但当我面对患者无助的眼睛，握着能让我感知温度的手，却不得不放弃时，技术的桎梏、治疗的局限，成为麻醉医生这个职业最沉重的无力感。

心中充满无奈，现实却不会给你缓冲的时间。

转身，就要面对下一个患者。

今天，麻醉学的内涵已经拓展到医疗服务的方方面面，从原本手术室内麻醉，逐渐拓展到所有与舒适化医疗有关的事情。

但说到底，麻醉学的初心，是维护人类在疼痛面前的尊严。

最开始，我们就是那个"治痛"的医生。

───〜〜〜─────────── **科普小问答** ───────────〜〜〜───

①　所有关于疼痛的问题都可以找麻醉科处理吗？

麻醉学的专业方向之一是疼痛诊疗，因此在疼痛治疗上有独到的技术和理念。在有些医院，也有很多疼痛科的医生直接在门诊接诊。他们当中有不少是从麻醉科转行到疼痛科的。

尽管疼痛往往是疾病的一个症状，治疗病因仍旧是关键，但在类似于关节炎、腰椎间盘突出、颈椎病、肩周炎以及和肌肉相关的运动性疼痛上，疼痛科同样可以提供有效的解决方案。所以如果碰到关于疼痛的问题，不妨先去疼痛科看看。

②　晚期癌痛的患者都有哪些镇痛手段可以选择？

晚期癌痛是癌痛最严重的阶段，对应疼痛阶梯治疗的最高级。在这个阶段，除了使用常规的强效镇痛药物，一些医院也运用了介入治疗、止痛性放疗等手段。针对一些晚期癌症患者出现的持续性癌痛，在病情允许的情况下，可以优先尝试介入性治疗来缓解疼痛，从而避免频繁使用静脉药物镇痛所带来的药物不良反应。

────────────────────────────〜〜〜───

13

手术室里的重生

监护仪的报警声响起，血压急剧下降，心电图波形接近一条直线，手术的医生却说："获取结束，麻醉医生可以停止循环支持了。"

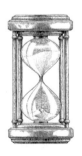

接到电话的时候，我刚刚拿到值班手机。

下午4点是夜班和白班交班的时候。白班的老师带着我在手术室查房，交接正在做的择期手术。下午4点的手术室，仍然是一片热火朝天的景象——走廊的推车不断往手术间里送入手术的耗材或器械；某个房间的手术刚结束，还在麻醉状态的患者从手术室转到苏醒室，准备开始苏醒；这边，又一名患者被推入手术室，准备开始手术……

整层楼的22个手术间，除了第1号和第22号，其他都在忙碌。空着的1号和22号是急诊手术间，是为了应对突发的急诊手术准备的。

"22号后面要接一台OPO，患者现在在急诊ICU。一会儿，他们会打电话给你，你再去接过来。"走到最后的22号房间门口，白班的老师一边收起交班记录本，一边嘱咐我后面的安排。

"好的，获取什么器官？"我补充问道。

"一肝两肾。"

第二台OPO手术

OPO手术，也就是器官获取手术，是针对已经脑死亡的患者，在事先签署了器官捐献同意书和家属同意的情况下进行的器官获取手术。

根据患者的身体情况以及器官的健康状态，OPO手术常常要在短时间内获取多个器官。在这个过程中，也需要麻醉医生在手术全程进行完整的麻醉管理，保证生命体征的平稳，直到所有获取操作结束。

OPO手术并不多，一方面是因为满足器官捐献条件的患者少。满足OPO手术条件的患者必须达到明确的临床脑死亡诊断，与此同时，器官功能要相对稳定，能够满足器官获取且器官在移植后能够继续工作。因此，这一类患者在临床并不多。

另一方面是因为器官捐献需要患者本人和家属都同意。尽管一些患者已经自己做过器官捐献登记，但在实际操作中，医生需要再和家属确认是否同意，并完成告知、签字的完整流程。这个过程并不容易——很多满足条件的患者，委托人常常是父母。父母经历丧子之痛以后，还要签字捐献孩子的器官，对于传统的中国人来说，这很难接受。

因此，尽管已经是轮转的第3年，但时至今日，这只是我的第二台OPO手术，之前的一台还是1年多以前老师带着我完成的。

我努力回想了一下OPO手术麻醉的流程，又和夜班的上级老师确认了一遍，然后拿着值班手机，等待它随时响起，然后去急诊ICU把患者接来。

过了1个多小时，我正在整理急诊手术文书的时候，电话响了。

"麻醉科吗？OPO的患者可以来接了。"电话那头传来一个语气平静的女声。

"需要带什么药物吗？"我进一步确认交接的一些信息——OPO手术患者的生命体征有时需要药物维持。我尽可能问得细致一点，免得一会儿手忙脚乱。

"不用，患者的生命体征是平稳的，也有气管导管。"

到达急诊ICU的时候，OPO志愿者还陪在家属身边。

志愿者手里拿着一沓文件，坐在家属边上默不作声，边上的家属应该是患者的父母，坐在床边的凳子上，手里拿着几张告知书——大概是器官捐献相关的文件。

病床上的患者嘴里插着气管导管，监护仪的参数平稳正常，就像是普通病房里用了镇静药的患者。

我们一起把患者转运到推车上，整理好身上的各种管路和监护线路。家属走在床两边，卫生员师傅推着床缓缓前进。我和OPO志愿者一起走在后面，还有急诊科的一名医生陪着一同往手术室走。

"谈的过程顺利吗？"一路上的气氛有些冷，我试图找点话聊。

"挺难的。他爸爸同意，但是妈妈很反对。做了很久的工作。"OPO志愿者是一个看起来年纪不大的小姑娘，扎着干净利落的马尾辫，前额的头发却有些凌乱，套着稍显宽松的白大褂，看起来更加显得疲惫。

"他爸爸一直挺理性的，觉得应该尊重儿子之前的决定。只是他妈妈一直很反对。"旁边急诊科的医生也补充了些细节，"我看他爸爸好几次在楼梯间那里吸烟，默默流眼泪。"

"一共谈了多久啊？感觉你们都很累。"我回头看了看志愿者和急诊科的医生，两个人走路都很疲惫。

"昨天晚上7点多到现在，一天一夜。"志愿者头也没抬地说道。

到达手术室之后，获取手术的两个外科团队已经到达。我们一起把患者转运到手术床上。巡回护士开始检查身上的各类管路，确认身上压疮的情况，以及引流管、导尿管的标记等。

我把监护仪器调试好，然后拿着麻醉知情同意书走到手术室门口，准备和家属谈话签字——尽管他们已经签好器官捐献同意书，但在麻醉前，我仍然要完成告知义务，获得同意才能开始。

从急诊ICU转运来的路上，我和患者的家属并没有太多的沟通。他们走在前面，步伐和推车的速度同步，妈妈的手始终牵着儿子，眼睛也一直在看着躺在床上的儿子。

爸爸的脚步要从容一些，他走在床的另一侧，手扶着床板，偶尔回头看看床上的儿子。我再出来见到他们的时候，他们就坐在手术室外的地板上，看到我出来连忙起身。

"我是他的麻醉医生，我们接下来准备开始麻醉了。我需要和你们做一下告知，请你们签字。这是麻醉知情同意书。"我把2张麻醉知情同意书递到他父亲的面前，也递上了一支笔。

　　"他会痛吗？"还没等我指给父亲看签字的具体位置，一旁的母亲很直接地问我，哭湿的眼睛里，两个眼球布满红血丝。

　　"您放心，不会痛的。他不会有任何痛苦，就像普通的手术一样，我们会用全套的麻醉药物。"我想尽可能消除他们的顾虑。看着他们已经疲惫不堪的身体，我不敢再给他们增加任何一丝担心。

　　"手术医生都到了。您签完字，我们就会开始麻醉和手术。"我把笔递过去。

　　他的父亲接过签字单，没有一点迟疑地签了名，然后在另一栏写上与患者的关系——父子。写这两个字的时候，他的手轻微地抖了抖，简单的笔画在纸上写得有些歪扭。

　　他把麻醉知情同意书签好递给我，然后抓起边上妻子的手，又重新坐到手术室门口的地上。

　　"谢谢你们。"转身进门的时候，我对他们说："以往都是患者在递给我同意书的时候对我说谢谢的。"

　　我转身关上门，从门缝里看到他们抱在一起，母亲失声痛哭。

　　我回到手术间的时候，监护仪已经接好，麻醉药也准备好了。巡回护士组织外科医生一起进行三方核对，确认患者信息和手术部位以后，我将麻醉药推入血管。

　　麻醉开始。

　　OPO手术，采用和普通手术完全一样的麻醉药物和方案，充分的镇静、镇痛和肌肉松弛。尽管脑死亡患者大脑已经存在不可逆的损伤，经过严格的临床查体和检查试验，确认对外界刺激、疼痛等都没有任何反应，但在手术过程中，仍需要对痛觉进行全面阻断。

一方面，尽管大脑这个高级中枢已经不再工作，痛觉无法形成，但脊髓中的低级神经中枢可能仍在工作，疼痛等刺激可能通过一些反射引起生命体征的改变，充分的麻醉可以保证手术过程的平稳。

另一方面，充分的镇静、镇痛也有人道主义考虑。归根结底，此刻躺在手术台上的仍然是一个患者，有着规律的生命体征。因而，即使这是他生命尽头的最后一台手术，我们仍旧应该像对待普通患者手术一样一丝不苟地完成。

随着药物的给入，患者的血压、心率出现轻微的波动。我把输液的速度加快，以补充麻醉药物扩张血管以后带来的血容量不足。

待一切平稳以后，我调整好维持麻醉的药物剂量，然后打开麻醉信息系统记录信息。外科医生已经开始消毒铺单，一切都像往常的手术一样。

一切准备就绪以后，OPO志愿者组织手术室所有人围站在手术床周围，按照惯例进行默哀。

日常嘈杂的手术室，此刻只有监护仪"嘀——嘀——"的声音。

默哀结束以后，手术室重回忙碌——巡回护士进一步清点整理手术需要用到的器械。因为是肝脏和肾脏同时获取的手术，手术器械量也比原本多了1倍，核对、点数、记录，2组护士同时开工。

外科医生也忙了起来。相比于单个部位的手术，肝、肾同时获取的手术，消毒面积更大，切口也大，加上还要整理核对用于器官转运的耗材、液体和冷藏箱，外科的2组人也在忙着各自的事情。

我则开始准备手术后期需要用到的血管活性药物，以应对器官逐渐分离以后出现的循环系统的崩溃。

消毒结束，手术器械和人员全部就位，外科医生照旧在手术开始前进行告知："麻醉医生，我们准备开始。"

"开始吧。"我站在手术床的头侧，看着监护仪的数据波形有规律地调控，外科医生手上的柳叶刀在皮肤上划下切口，切口渗出血液。

一切就像平时再普通不过的一台手术一样。

为了更方便地获取器官，手术切口相比于平时更长，从肋弓向下贯穿整个腹部，以保证肝脏和肾脏的获取可以同步进行。

手术操作如常，由切口进入腹腔，然后止血、分离。较为精细的操作在于器官和周围组织的分离。因为分离之后的器官还要移植到另一个身体，所以血管的分离要特别留有余地，尽可能地保留长一些，这样在后期移植的时候，可以根据受体的需要进行修整。因此，在获取的时候，主要大血管的分离操作就更加费力。

尽管肾脏的位置相比于肝脏更深，但因为肾脏的解剖结构更加简单，整理分离好肾脏周围的包膜结构，然后把肾门处的肾动脉、肾静脉和输尿管分离好，沿着血管向下保留一段，做好结扎，就可以获取拿出。

肝脏的分离还在进行的时候，第一个肾脏的获取已经接近尾声。

肾脏离开身体以后，泌尿外科的2名医生立刻转战到操作台，开始对离体器官进行处理。此时，肾脏被放置在提前润湿好的无菌纱布上，外科医生拿着已经预冷的灌洗液从动脉迅速灌入，一方面对血管中的残留血液进行冲洗，另一方面让器官深部和表层同时迅速降温。

降温以后的器官，新陈代谢迅速减慢，对氧气、能量的消耗也减少了，从而可以在低温下存活更长时间。

处理好第一个肾脏，外科医生把肾脏浸泡在4℃左右的生理盐水中，然后绑好无菌袋，包裹几层以后放入器官转运箱，接着上台分离第二个肾脏。

获取完第一个肾脏，血压出现了轻度下降。我进一步加快了输液，以保证血压的稳定。

肝脏的获取要复杂得多。

肝门部的解剖结构复杂，肝动脉、肝静脉、门静脉、胆管错综复杂地交织着。分离时需要夹闭门静脉来减少出血，以便后续的分离操作。

但夹闭以后，回流到心脏的血液进一步减少，血压出现明显的降低，循环开始波动。我一边加快输液速度，一边把提前准备好的血管活性药物接上。不同于以往手术循环波动带来的紧张气氛，此刻，手术室仍旧是平静的氛围——大家都知道这是必经的手术过程，所有的情况都有事先的预判，因而大家都忙碌着做好自己的事情。

麻醉医生，可以停止循环支持了

第二个肾脏的获取也在同步进行。

肾脏分离时，血管钳夹住肾门部会导致血压的进一步波动，血压水平进一步下降，即使使用大剂量的升压药，也难以把血压维持到正常水平，只能勉强撑着。

所有人都在默不作声地埋头工作，获取肝脏的主刀医生抬头看了看监护仪说："麻醉医生，尽量维持住血压，减少肝脏缺血的时间。"说完，又继续埋头工作。

进一步加快输液，加大药物剂量，血压虽然慢慢上来了，此时心脏却开始出现一些间断的心律失常，但仍然以保证脏器的血液供应为先。

器官离体以后缺乏血供，尽管有低温和灌洗液的保护，但总会出现新陈代谢紊乱和缺血缺氧的情况。当器官重新接入受体后，长时间没有血供的器官血管中重新冲入血液，会导致众多代谢废物、酸性物质被冲入循环系统。这种情况，一方面会对器官本身造成损伤，另一方面会导致受体身体内部因大量代谢废物的进入而发生代谢紊乱，严重的还会发生恶性心律失常。这就是常说的"缺血再灌注损伤"。

为了减少这种情况的发生，移植外科医生都会尽可能减少器官离体的时间，通过综合性手段减少器官缺少血供的时间，从而减轻器官本身的损伤，提高移植后的存活率。而现在，尚在分离阶段的肝脏仍旧需要供体不断提供的血供进行支持，血压过低会导致肝脏的一些区域出现缺血的情况，因而，尽可能保证器官在离体前的血供是移植手术成功的关键。

第二个肾脏获取结束以后，泌尿外科医生已经转到另一个操作台对肾脏进行灌注操作，然后将肾脏打包好，放入转运箱。

我小心翼翼地维持着循环血供，尽可能保证肝脏分离之前生命体征的平稳。

"麻醉医生，我们准备离断了。"肝脏的获取也接近尾声。

近10把血管钳夹在肝门部不同的血管和胆管上，主刀医生缓缓地把肝脏从患者体内拿出，然后拿到旁边的操作台进行最后的修整和装箱。台上的另外一名医生开始准备缝合操作。

血压开始急剧下降，升压药的作用微乎其微，各种心律失常也开始出现。

"我们的获取结束，麻醉医生可以停止循环支持了。"外科医生开始缝合操作，巡回护士也开始清点纱布、器械、缝针等。

我停止了升压药的输注，同时减慢了输液速度。血压随即开始快速下降，波形逐渐平缓。心电图开始频繁出现室性心律失常。

低血压导致心脏出现明显的缺血缺氧，室性心律失常的出现意味着心脏已经无法维持正常的调控节律，内部的电活动出现混乱。

如果是普通手术术中出现这种情况，我可能已经忙成热锅上的蚂蚁，正通过各种抗心律失常的药物来稳定、恢复心脏的正常节律。但此时，我只是看着这些失常的心电图波形出现，从一个，到几个，到最后心电图的波形完全混乱，不再和脉搏波形吻合。

从一个一个室性心律失常的出现，到最后心电图的波形变得上上下下毫无规律，脉搏和动脉血管中的波形已经趋近于直线。这说明，此时的心脏已经不再跳动，只残留一些心肌电活动，这就是心脏完全停止跳动前的表现——肌电分离。

直到最后心肌的电活动也完全停止消失，心电图波形归于一条直线。

我把监护仪的报警关闭。没有了以往伴随着脉搏的"嘀——嘀——"声，手术室变得异常安静。

外科医生把腹部逐层缝合，然后贴上无菌敷贴。我把麻醉药关停，关闭呼吸机，然后坐下来把麻醉记录单上的剩余信息填写好。

巡回护士把患者身上所有的管道拔出，帮他把面部擦拭干净，穿好病号服，然后和卫生员师傅一起将患者转运出手术室。

至此，OPO手术结束。

在这一台OPO手术之前，我完成过近30例的肾移植手术、3例肝移植手术和1例心肺联合移植手术。

每次手术我都会看见临时赶过来的、等待移植的患者，他们中有四五岁的孩子，有20多岁的大学生，有2个孩子的妈妈……他们带着期待和惊喜走上手术台。有的时候手术已经准备就绪，在等待从机场带着器官赶来的外科医生，他们会看着手术室的无影灯流泪。

有的时候我也会问："这个手术，等了多久？"两年、三年，甚至五年。

　　我也会看到移植手术中，外科医生从转运箱里拿出被层层包裹浸泡的移植器官，然后缓缓放入受体患者体内的全过程。

　　原本被灌洗后低温保存的器官呈现青紫色。外科医生把主要的血管和受体患者体内的血管进行吻合。缝合好血管，逐步把止血钳打开，血液逐渐流入移植的器官。

　　这个时候，我会适当把血压提高，增加血液对移植器官的供应以更好地保证器官的存活。很多次，当肾动脉夹打开，移植肾脏的肾动脉也开始搏动，然后看着原本青紫色的肾脏被鲜红色的血液灌注而慢慢变成粉红色，甚至在肾脏包膜下能看到一些浅表的血管网逐渐弥散开来。那一刻，我能真切地感受到生命的搏动。

　　手术结束，患者苏醒的时候，很多人问的第一个问题是："手术成功了吗？"当得知移植手术成功的时候，所有人都会露出欣喜的笑容，流下激动的泪水。

　　有一次，我和同事开玩笑说，所有的急诊手术里面，恐怕只有器官移植手术和剖宫产手术能让人在手术结束时获得由衷的快乐。

　　剖宫产手术是诞生，器官移植手术是重生。

另一种重生

　　而相比于器官移植手术，OPO手术带给人的震撼却更直击人心。

　　监护仪上刻画着心电、脉搏、动脉血压的波形——这些波形在大多数时候都完全同步，波动的声音响彻手术室。

我时常觉得，术中的外科医生、护士和麻醉医生，就像缩小后进入患者身体里的微型机器人，我们在一个光亮而回响着心跳声的房间里悉心工作，也通过感受这些搏动来反思我们的技术和操作。

即使是在一些心脏手术中，会有出于手术需求让心脏人工停跳而交由体外循环的情况，但在心脏复跳的时候，仍然能感受到重新喷涌而出的生命力，能亲眼见证一个停滞的心脏重新恢复规律的跳动。

但OPO手术不一样。

在手术开始的那一刻，所有人都知道这台手术的结局。

当血压和心率难以为继，常规的支持技术难以维持，当器官的获取最终结束，外科医生平静地说出"获取结束，麻醉医生可以停止循环支持"时，我看到监护仪上原本规律搏动的波形逐渐变为一条条直线。

作为麻醉医生，我习惯在紧迫、高压的环境下工作，在危急的时候力挽狂澜，在死亡逐步迫近的时候挺身叫停。我们穷尽所学，在各种危急时刻训练自己的反应速度，在一个一个紧张的病例里总结反思经验，为的是在危机出现时，可以恪尽守护生命的职责。

而在OPO手术的尾声，面对监护仪上各种参数的报警、生命体征的逐步消失，我必须按捺住职业本能的反应，目送一个生命走完最后一程，并一再确认，他这一程没有痛苦。

我会确认麻醉药物仍然在持续地给入，镇痛和镇静都有效而充足。直到所有生命体征归于直线，所有缝合完成，我再关闭麻醉药的阀门，停下呼吸机，宣告结束。

我突然有些理解麻醉医生这个职业最为核心的坚持其实不是守护生命，而是尊重生命。

正如我们都认为生命无比宝贵，在失去自主意识的手术中，患者将生命和信任交予麻醉医生，以示对生命的尊重。

而在生命的最后一程，当一个患者勇敢地选择奉献他人的时候，我们也应倾尽所学，保证这最后一程足够平和、舒适，保证他们有尊严地离开。

尊重一个生命活着的权利，也保证一个生命离开的尊严。

在手术室里听见新生儿的第一声啼哭声，也在手术室里听完生命的最后一次心跳声。

麻醉医生的所有工作，大抵如此吧。

我把手术室重新收拾干净，药品和器械重新回到原本的位置。监护仪关机后，外科医生也带着3个器官转运箱奔赴机场。

值班手机突然响了起来："急诊剖宫产，22号手术间可以来了吗？"

"嗯，来吧。"

我把监护仪重新打开。

深呼吸，开始麻醉了

---〜〜〜———— 科普小问答

① **器官捐献需要哪些条件？**

器官捐献主要涉及意愿和生理条件。

意愿上，捐献器官应有书面形式的捐献意愿，其中包含了2层意义：生前表示不同意捐献器官的，不允许任何原因、形式的捐献或摘取人体器官；生前没有表示不同意的，死亡后可由其配偶、成年子女、父母以书面形式共同表示同意捐献该公民人体器官的意愿。

生理条件上，适用于捐献的器官的标准不断拓展，在《中国人体器官捐献工作指南（第五版修订）》中，主要列举了肾脏、肝脏、心脏、肺脏和胰腺的捐献评估标准。除器官存在严重的功能障碍或衰竭，或存在严重的慢性、不可逆性的结构病变以外，很多器官都具备捐献移植的条件，具体的标准由OPO（器官获取组织）进行专门评估。

② **OPO手术麻醉和常规手术麻醉一样吗？**

OPO手术采用和常规手术麻醉一样的麻醉药物组合，包含全套的镇静、镇痛、肌肉松弛。在手术中，麻醉医生会全程关注生命体征的变化，保证适当的麻醉深度，并在获取结束以前提供全面的生命体征支持，尽力保证手术的顺利进行。

不同的是，在OPO手术完全结束之后，麻醉医生会逐步减少对生命体征的支持，其中主要是心血管相关的药物支持。在此基础上，麻醉深度仍然相对稳定。直到生命体征全部消失，麻醉才会完全停止。

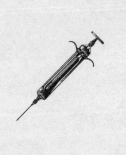